活好

| 黃惠如 |

第五章
睡眠暴露你的生活品質

第六章
吃什麼，就像什麼

第七章

任何時候，都給自己最溫暖的擁抱

第八章

閱讀六個人生，幫你找到自己

後記

餘生很長，先謝謝自己的不容易

每堂瑜伽課最後，我都會請同學們將手貼在心的位置，「謝謝身體，謝謝呼吸，謝謝自己，謝謝自己的不容易」。

每天，我們穿上俐落幹練的衣服、鞋子，梳好服貼的頭髮，匆忙趕赴辦公室，看似每個人都好好的，但每個人背後都有故事，其實每個人都不容易。

L在健康產業工作多年，某個星期天老闆突然爬山猝死，身為公關主管的她，在家屬要求下，極力避免消息曝光。辦完喪事後，她卻面臨裁員。離退休年齡不遠的她，不免憂心徬徨，她靠每天一早跳進冰涼的游泳池，來回游兩千五百公尺，安定身心。

在日商工作的Y，長期面對高壓、工作過量，一直覺得自己不快樂，一次和主管衝突，衝動報名泰拳比賽，代表接下來的日子要全力備賽，也就是準時下班，不能參加晚上的電話會議，也不能加班。

一個月苦心備賽，每週練習五天，每天練習近兩小時，也靠「一六八」斷食瘦下四公斤，以符合想參加的量級。站上台打擂拳，近身出拳攻擊，比賽結束後，她赫然發現整條小腿瘀青，卻不知道何時受傷的。

最後她輸了比賽，卻贏了自己。因為她發現，當月的工作量依舊是全公司前三名。從此她對工作得失心不再那麼重，多出來的時間去學英文、學插花、寫作等。

活好可以練，韌性可以學

當命運對我們下重手，如重病、財務危機、親朋好友過世、失業、離婚、發生意外等，如果我們不想被命運拉下水，就會需要韌性（resilience）復原。

我們不免祈禱這類事情不發生，但它們會發生，我們必須面對。我們別無選擇，必須選擇活好，但讓自己活好可以練。

過去我們以為強韌的心靈來自人格特質，佩服某些人竟然可以走出那艱苦的谷底，例如樂觀、堅持、自信、執行力等，後來科學才知道，韌性可以學。

韌性在物理學的概念，指物體受到外力後的回彈。而心理韌性（psychological resilience）引申為人面對嚴重威脅時，適應與發展依舊良好的現象。

有韌性可以隨風彎曲、順應流動，又能從逆境中反彈，科學家已經研究出心理韌性來自大腦前額葉成熟、運作正常的行為，因為大腦具可塑性，可以學習成長。

前額葉皮質是大腦的CEO，也就是當我們做計畫、分析、決策的地方。《心理韌性：重建挫折復原力的一百三十二個強效練習大全》作者格拉翰（Linda Graham）指出，當我們要改變觀點、態度和行為，如同駕駛換檔，靠的是前額葉皮質的成熟。

而前額葉皮質的成熟靠的是經驗，也就是大腦透過經驗來學習、放下和建立新的「網路」連線。也就是說，大腦和我們一樣，開車回家時，一不留心發現自己已經開上了習慣走的那座高架橋，忘了自己原本還打算去其他地方辦點事。

不過只要練習夠多，就能在大腦功能多設置一個選擇點，下一次能走新的路，也就是說，每當遇到委屈、困境、挫折、失望，甚至災難，你不會只是抱怨、哀嘆自己命不好，這些情緒都很正常，但隨後你能讓自己走另一條路，好好應變撐地讓自己爬起來。

改變大腦有很多途徑，最基本的反應就來自身體。把身體當作工具，透過活動、呼吸、觸覺等，控制大腦對壓力的反應。

哈佛大學教授柯蒂（Amy Cuddy）在所著的《姿勢決定你是誰：哈佛心理學家教你用身體語言把自卑變自信》指出，身體引導你去哪，情緒、心智也會跟著去。

柯蒂指出，身體對我們說話，它告訴我們如何感覺、感覺到什麼，甚至影響了思維、大腦、神經系統，以及心智的狀態。

身心干預手段最常被提及的就是瑜伽。雖然我是瑜伽老師，但我並不想誇大瑜伽的益處。

瑜伽已經被用來療癒創傷後壓力症候群（post-traumatic stress disorder,

PTSD），瑜伽可以提供幫助受過創傷的人，重新學習安住於他們受盡折磨的身體裡。

《心靈的傷，身體會記住》作者、波士頓創傷中心醫療主任范德寇（Bessel van der Kolk）曾經和瑜伽老師合作，並重新研發，找出三十八位經歷過創傷的人包括海軍、性侵受害者，這些人過去經過多年治療，但效果不大。

但八週的瑜伽練習後，大幅改善了這些人的創傷後壓力問題，例如胸口感覺被壓垮、肩膀疼痛緊繃、肚子裡有股火在燃燒，也改善了受試者和自己身體的關係，更重要的是，瑜伽能改變心率變異性（heart rate variability, HRV）。

自律神經分為兩個分支：交感神經和副交感神經，交感神經幫助我們在感到有壓力時，立即做出反應，面對危急時，該戰還是逃。而副交感神經讓我們穩定、放鬆，可以在海邊小睡片刻、聽音樂進入沉迷，心率變異性便是測量交感和副交感是否平衡，而創傷後壓力症候群的病人通常兩者無法同步，同時結合身體動作、呼吸控制以及靜心狀態的瑜伽的確能改變心率變異性。

范德寇指出，「自我感覺和身體息息相關，除非我們能體會和詮釋身體的感覺，否則我們無法真正認識自己」。例如，誤把焦慮當飢餓，就會吃個不停；如果沒有意識到身體需要什麼，就無法照顧身體。

一九九四年神經生物學家伯格斯（Stephen Proges）更提出「多元迷走神經理論（Polyvagal theory）」。Vagus 在拉丁文是指流浪、蜿蜒、徘徊。迷走神經在身體各處遊蕩，腸胃道、肌肉、呼吸系統都有它的足跡，它是腦神經中分布最長、最廣的一對，屬於混和神經，包含感覺、運動和副交感神經。

當交感神經長時間被壓力劫持，內心經常處在焦慮、警戒的狀態，副交感神經「關閉」來面對困境，就需要迷走神經調節交感和副交感神經，發揮煞車的作用，避免我們陷入恐慌與退縮。

當迷走神經運作良好，即使身體有反應，我們依舊對自己有信心，相信自己不會被打倒。

運動是支持活好的大補帖

運動絕對是支持你活好的大補帖。因為運動能幫助副交感神經從疲勞中放鬆修復，也能從情緒壓力中復原，如果這套修復系統失靈，生命中的困頓造成的打擊將會嚴重得多。

心理學博士麥高尼格（Kelly McGonigal）在《史丹佛大學的情緒修復運動課：重塑大腦，自動產生內源大麻、腦內啡，徹底解放壓力、人際焦慮和孤獨感》提及運動曾經救贖高敏感的自己。

從小她就是個害羞的小孩，但她自認為是害怕，不去遊樂園，在數學考試前也會胃不舒服，從科學來看，大腦有過度活躍的恐懼迴路。

八歲時她第一次發現有氧運動可以改變情緒，長大之後她每天運動，大學畢業時她加入一家健身房當作給自己的畢業禮物。她自己沒什麼運動細胞，父母也不愛運動，家裡也不瘋任何球類運動，但運動習慣讓她平靜，並變得大膽，這正是治療她焦慮最好的方式。

幫助我活好的方法，也是運動。開始晨跑，是因為一樁報導帶來的官司糾紛。

時任總編輯的我，為了維持心志穩定，日常繁重的工作不受干擾，我每天上班前都慢跑。晨光的照耀，如同守護；每一步的喘氣與汗水，堅定我的信心。運動就是我的抗辯。

這個經驗讓我喜歡上早晨運動後的「狀態」，這容光煥發的「狀態」決定了一天的心情，我也相信將會決定一生。後來，我也開始做些肌力訓練，讓我更有力量，抬頭挺胸面對未來的挑戰。

身體變強了，將會有更多的信心與力量，面對人生的打擊、挫折、委屈，即使生活中的小波折或小煩惱，也能用不同的心態面對，也可能有不同的方式解決。如果身體不安康，還記得牙痛的經驗吧，只是一顆牙，也能讓你崩潰，遑論要面對人生種種磨難。但相反的，如果活力滿滿，比較能在混亂中為自己努力。

活好，不用等到「如果有一天」

但活好不是優渥。財富的確能幫助你有更多選擇，但擁有美好人生，不只是物質層面而已，更多的選擇也可能帶來更多的煩惱。心靈沒有自由，財富自由也沒用。

活好是重新定義自由。有些人希望有一天能不看老闆臉色，不用打卡，只做自己想做的事，又不需擔心錢。但活好往往是能挽起袖子為人服務，而且心悅誠服、心甘情願。當你自由地對世界做有意義的服務，回送給你的，將大於金錢的本身。

活好是一種清醒。向死而生，知道生命有截止期限（deadline），用餘生去發現對自己真正有價值的事，不要虛假的成功，成為想成為的人。

活好也是一種執行。發現對自己有價值的事之後，為自己負責，不拖延，日日實踐，比過去任何時候都專注、都用心，不用等到「如果有一天」，就是此時此刻。

就是此時此刻，不用力過猛，也不懶散荒廢，而是找到呼吸順暢的節奏，踏實走好每一步，再坦然面對結果。畢竟《哈達瑜伽之光》講得明白：「心在哪裡，呼吸就在哪裡；呼吸在哪裡，心就在哪裡。」

清醒地執行想成為的人，需要身心整合、共同合作。因為健康的身體才能支持你的心去闖、去試、去探索、去堅持，你的心也強大到規律地鍛鍊身體，照顧身體、珍惜身體，讓身體變強，身心整合才能活出珍貴有益的人生。

除了運動是身心重開機的按鍵，身體上還需要飲食、睡眠幫助你活好。除此之外我還發現，重新檢視金錢、工作的意義，才不會陷入外在價值驅動的陷阱中，是身心最重要的清理。

人生難免憂鬱、焦慮、傷心、徬徨……別吝嗇疼惜自己，知道自己受傷了，不需要狠狠地批判、修理自己，只需要想像每次你煩心時，會找的那個朋友那樣對自己。對自己溫暖一點、善良一點。

然後向人生學習，從曾經採訪過的人或閱讀過的書籍，找到前進的力量。也許人生還是充滿困難，但別人也是。一句話、一個觀念都可能是苦苦糾結時，幫助我們的藥方。而暫停修復、清理空間等工具也可以幫助自己。

七個面向，幫助自己活好

建立以下習慣可以幫助我們活好，並面對挑戰。

1 金錢、工作不再定義你

工作佔我們人生的一大部分，重新檢視金錢與工作的價值觀，可以幫助自己定義「我是誰」，不落入用工作、金錢、名聲證明自我意義的陷阱中。

英國哲學家瓦茲（Alan Watts）說，人的挫敗與焦慮來自於我們傾向為未來而活，棄身體不顧，逃遁到心智之中，那種不停算計、自我評價、翻攪……。

我們依舊工作，但不是被生存的恐懼綑綁，也不是因為怕自己晚景淒涼，怕被親友看輕；我們依舊工作，而不是回應我們「應該」。

2 像對朋友那樣對自己

殺不死你的，會使你更強大；但不是殺不死你的這件事，而是你面對這件事的心態。

挫折、逆境或厄運上門，我們一邊渴望聽別人的建議，一邊也要自己找出辦法，靈活應變、解決問題，最好的方法就是潛入深層的內心，當自己最好的朋友，有時力挺自己，不過有時也要吐槽自己。

而且，對自己只需要像對朋友那樣。

美國公共衛生署長、《當我們一起：疏離的時代，愛與連結是弭平傷痕、終結孤獨的最強大復原力量》作者莫西（Vivek H. Murthy）建議，我們要學習對待好朋友的善意、鼓勵和坦誠，也拿來對待自己。例如，遇到困難時，給自己打氣，利用散步來釋放壓力，或是覺得快要感冒時，快點上床睡覺。「這種建設性的獨白會提醒我們，我們是誰？我們熱愛和重視的是什麼，以及我們為何必須繼續前進，就像好朋友對我們做的一樣。」

3 愛運動的人，人生壞不到哪裡

蘇格拉底說：「只要身體健康，面對任何磨難你都不會吃虧。」他進一步說：「許多人的心智都受到健忘、消沉、暴躁、狂亂這些問題折磨，那是因為他們健康狀況不佳，使得智識受到這些情緒驅使。」

當人生被絆倒時，運動這條繩索可以拉我們一把，不至於跌入谷底。你會認識不一樣的自己，原來這麼艱難，你依舊可以堅持下去，並繼續前進，這在馬拉松或鐵人三項運動員臉上常會出現的表情——為自己感到驕傲的表情，而這表情也可以出現在你臉上。

就算日常，運動也能讓你對生活更滿意、更樂觀，更容易交到新朋友，甚至更有意義。

4 空間決定你是誰

暢銷書作家作魯賓（Gretchen Rubin）在《這樣開始也不錯，擺脫束縛的一年》提到，有位朋友曾經告訴她，「我終於清理了我的冰箱，現在的我連轉換跑道都能做到，」她完全能夠領略她在說什麼。

外在空間對內在平靜的影響，比你想像的大。當我們清空了雜亂的桌面，丟了數年沒穿的衣服，衣櫃輕鬆了，我們心情也輕鬆起來，這是一種幻覺嗎？並不是。《為什麼我們這樣生活，那樣工作？》作者杜希格（Charles Duhigg）指出，光鋪床這樣的習慣就和提升幸福感和生產力有關。

5 讓睡眠成為神隊友

成功哪有那麼容易？為了下星期上場的活動，為了明天上台的報告，犧牲的往往就是睡眠。

然而不只是健康，記憶力、學習力、決策、情商都和睡眠有關，睡一個好覺，是你最需要的身心改造。

不用斤斤計較睡幾小時，或改變原本的生活方式，多關懷影響你睡眠的因素，來解決睡眠負債。

6 吃什麼像什麼

你看待食物的方式，以及你和食物的關係將影響你一生。食物只是填飽肚子，還是滋養身體？是罪惡的放縱，還是發自內在的喜悅？答案沒有對錯，但你和食物的關係會影響健康、人際關係和情感連結。

有意識地選擇放入口中的任何東西，將有可能引導行動。你不需要擁有理想身材，只需要尊重身體和滋養身體，而且就從吃開始。

7 暫停的力量

照顧自己，強化自己能克服困境的身體與心理。並非因為缺乏休息人會致病，而是休息讓你活好。

也許你超載了，你自己不知道，但身體知道、大腦知道。例如，心跳加快、小感冒、拉肚子或便祕、皮膚常常抓傷等，因為你無法阻止自己加速，不間斷地工作，情緒處於亢奮狀態，身體對你提出警告。

暫停並不羞恥，而且有用。放下清空，讓閃閃發亮的東西找到你。

閱讀六個人生，幫你找到自己的活法

採訪過的人、讀過的書影響了我，最後成為我血液的一部分。從一些人的故事知道別人的活法，讓你想往前走，也變成那樣。也有一些人在生命的不同階段做出選擇，成為獨立自由的人；也有一些人遇到了生命的苦難，你發現，原來人可以這麼勇敢，這樣無畏，也從中得到力量。

你不需要活成傳奇，只需要活過，如韓國影帝河正宇、《被討厭的勇氣》作者岸見一郎，或告別了癌症的韓柏檉教授，這些人生可以幫你我找到人生的活法。

你的身體形塑你的心智，你的心智又形塑你的行為，所以讓你的身體告訴你，你能守護自己、成為自己。

但你要先活好再說。

Chaperter 1

一

錢是朋友，不是老闆

職場不人道
保護自己不倒下

「我不行了，」據說這是他最後的遺言。

以模特兒出道的藝人高以翔參加大陸競技類真人秀綜藝節目時，據媒體報導，在錄製跑步環節時，在昏倒的前一刻大喊：「我不行了。」

這檔以都市夜景追跑競技類節目，節目分為兩隊對戰，由明星挑戰素人或藝人，通常體能夠好才會受邀。三十五歲、有健身習慣的高以翔，歷經十七小時的錄製後，在凌晨兩點倒地。

雖然我們不在演藝圈，但這令人悲傷的新聞背後也凸顯勞動處境，透支健康、透支生命，在現今被競爭驅動、被生存恐懼指引的職場裡，並不罕見。

超長工時、不可控的會議、焦慮的老闆，和下班後依舊叮咚響的LINE……史丹福大學商學研究所教授費茲（Jeffery Pfeffer）在《因謀生而死》（暫譯）中指出，無論藍領、白領，職場與現代化的管理正在傷害個人健康，職場已經變成「極端不人道的地方（shockingly inhumane）」。

費茲和他的團隊調查，美國六十一%的員工認為工作讓他生病，而且真有七%的員工住過院。每年有十二萬人因工作壓力枉死，耗費一億九千萬美金（約五十七億新台幣）的健康支出，這結果已經讓職災成為美國第十五大死因。

費茲指出，你根本不需做如清洗高樓窗戶般威脅生命的工作，事實上幾乎每個工作都威脅生命。

例如，常熬夜加班的人往往長期睡不好、失眠，喝酒助眠，因而有了酒癮或藥癮；或媒體工作者日夜盯著新聞發展，沒有固定時間好好吃飯與運動，少說多了幾斤肥油在身上。或是業務部門主管為了起伏不定的業績，長期吞抗焦慮劑等。從高工時到工作與家庭的衝突等，種種影響都讓人斃命。

他認為，人類的永續和環境的永續一樣重要，工作環境的危害和環境危害同樣危險，甚至還付出更高的健保代價。當國家愈富有，愈關注環境議題，如水資源、空汙等，卻忽視了不健康的職場。他希望他的書成為職場健康的「寂靜的春天（啟發環保運動的經典）」，讓更多人重視職場對員工的健康危害。

他在書裡也提出「社會性汙染（social pollution）」，也就是反映獲利和員工健康間衝突的真實成本，而且堅持企業與政治上的領袖，應該將生命的永續放在首要順序。

他提出的解方並非企業在中午推出瑜伽課，或週五可以帶寵物到辦公室等，而且他認為那幾乎都無效。

從他的研究發現，對員工健康有益的，反而是對工作能有更多的自主權，以及降低工作與家庭的衝突，對員工提供更多的社會性支持，如支持員工照顧老年父母。

而且費茲還高舉停止裁員。他從證據指陳，裁員會增加員工的「恐懼和壓力」，卻無法導向高獲利、高生產力、創新和高品質。他提出的證據是，被裁員的人有兩倍自殺的風險，也提高了四十％心臟病發的機率，但是縮小經營規模卻不必然對獲利表現有正面影響。

回望台灣，高工時、工作與家庭衝突依舊綑綁著工作人。

台大職業醫學與工業衛生研究所所長陳保中率領研究團隊，提出了《勞基法修法：勞工健康風險評估報告》指出，從二〇一二年起，從罹患「與職業相關腦心血管疾病」領取勞保傷病、失能、死亡給付的人次，五年平均每四・八天就有一位勞工因過勞領取相關給付。

在高工時尚未解決之前，我們需要學習保護自己的健康。畢竟當你倒下時，在醫院照顧你的，是你的家人，不是你的老闆或同事。

例如，就算無法擠出時間運動，最新的運動醫學已經證實，積少成多依舊有效。例如提前一站下車，或將車子停在遠一點的地方，或是中午選比較遠的地方吃午餐，想方設法創造站起來、離開椅子的機會。

常加班晚歸的人在通勤回家時，不要再看手機了，你的身心需要一個轉換空間，可以聽喜歡的音樂或看本書。

回家後也不要順便拐進便利商店，便利商店明亮的光線會影響接下來的睡眠，也會引誘你吃些不健康的食物。如果覺得工作壓力大，有許多靜坐app如Inside Timer、Headspace等，在通勤時幫助自己靜下心。

費茲在書的最後再次提醒，「當每個人都在討論如何讓生命有價值，我們就會更在意生命的起點和終點，當生命抵達終點，更應該看重生命的價值」。

別讓工作等於你
記得你是誰

「如果沒有忙到喘不過氣，我就不覺得自己有努力工作，」「Reboot.io」主管教練領導力發展公司執行長科隆納（Jerry Colonna）長期輔導創業家的領導力，他的新客戶維多（Victor）尋求他的幫助。一開始，維多說擔心錢不夠多所以必須努力工作，等到教練服務即將邁入尾聲，開始討論工作之外的事，提到女友抱怨從沒好好見他一面，關係岌岌可危。

科隆納問，是什麼東西把你整晚綁在辦公桌前？維多咆哮：「我怕呀，如果沒有忙到喘不過氣，我就不覺得自己有努力工作。」

科隆納在《讓你的脆弱，成就你的強大：重整創業路上的情緒包袱，成為更堅韌的領導者》指出，我們一直努力工作，設法跑得比魔鬼快，往往因為人們傾向用工作來證明自己的意義，把工作和自我定位合併檢視之故。我們會這樣告訴自己，「除非我有工作，否則我一無是處」，「我做不到，所以我那麼弱」，我們以為自己做的事代表我這個人。

因此，我們愈做愈多，愈做愈快，忙到喘不過氣，代表我的工作很重要，所以我很重要，值得被尊重、肯定。

而且，拚死拚活工作又被包裝成追尋夢想。追尋比自己更遠大的事，超越自我侷限、推動進步，這不是媒體上創業家、運動員、音樂家……一直被讚揚的事？大膽追尋、努力追求卓越並沒有錯，只是直到有一天，身體警告你，或精神狀況刺激你，你問自己：「為什麼我需要讓自己心力交瘁至此？」

為什麼？我們怕。我們怕，不努力工作無法養活一家大小，孩子不能完成學業，自己老了晚景淒涼；我們怕，沒有一份體面的工作，父母在鄰居親戚間無法抬頭；我們怕，沒有工作無法得到尊重，這份尊重來自父母、家人、外界眼光的尊重；我們怕，不工作其實也不知道要做什麼。

恐懼感、羞愧感、迷惑感，甚至優越感纏繞其中，這些感覺創造了現在的身不由己。

事實上，你並不代表你的工作。少了你，就業網站馬上增加一個職缺，沒多久另一個人會替補。萬一你生病了，公司頂多派人看你一、兩次，照顧你的是家人。並非公司無情，而是組織終要往前走，不會為任何人停留。而且，沒有太久以後，十年、二十年或更久一點，你終究會退休，你不再是名片上的你。

有一天，當你不再有截稿日期、行程、活動、壓力、責任，沒有任何原因叫你起床時，你的存在是什麼？

工作圖一個生存之道，而不是塑造生命。暢銷書《跟錢好好相處：幸福的關鍵，是找到金錢與人生的平衡點》作者魯賓（Vicki Robin）及杜明桂（Joe Dominguez）認為，正職工作只有一個功能，就是獲得薪水，這是工作和金錢的真正連結，其他都是附加的，有很好，沒有也應該。

魯賓及杜明桂指出，我們真正的問題並不是對工作期待太高，而是將工作與薪資混淆在一起，工作帶來成就感、啟發、認可、成長都很好，只不過如果這些滿足感來自其他層面，會不會滿足感更高？

我們應該重新定義「工作」，工作應該被視為任何有生產力的活動，不管有沒有薪水，而上班只是眾多工作之一。

例如，你是否是個好鄰居？鄰居太太臨時有急事，願意幫忙看一下小孩。你是否是個好公民？願意去小學當導護媽媽或當社區清潔志工。你是否是個好家人？吃飽飯願意站起來洗碗、倒垃圾、遛狗、刷馬桶。

這些工作都無償，但都應該被視為「工作」的一種，而這些工作能擴大我們的人生觀照面，追尋意義，強化和他人的連結，幫助我們成為一個好人。

我們依舊工作，但不是被恐懼綑綁著工作，記得你是誰，別讓工作等於你。

不再只為錢工作了
人生會便宜得多

雜誌編輯寬寬賣掉北京的房子舉家移居大理，原本慢慢適應在大理的平靜節奏，卻被房仲聯絡時主動的「安慰」打斷了。房仲告訴她，「妳別太難過，同一戶型的房子剛賣了一間」，比她當時的賣價多了兩百萬人民幣。

自認情緒平穩的寬寬，在那一刻還是湧出酸水，要嚥好幾次口水才壓制得住。

接下來的幾天，寬寬都在算折合新台幣超過一千萬的錢，可以作為孩子的教育基金，可以環遊世界，也可以在大理買間房子做民宿生意，她忘了這一千萬根本從來都不屬於她。

這種難以平復的心情驅動她觀察身邊的人。這些移居大理的人多數都是三、四十歲就實現了財務自由而退休的人，他們不再做事，每天的行程就是散步、發呆、逛逛、養生、會友、遊覽山水，但「自由舒適的日子過久了，與繁忙焦躁的日子過久了，結果一樣是厭倦，」寬寬在所著的《人生半熟：三十歲後，我逐漸明白的一些事》裡說。

於是這些人又開起了咖啡館、民宿，裝修好一棟又一棟的房子，奔波於住家和工地之間；也有人花錢投入大理小城裡感受各機構對他們的吹捧，感受自己的價值，那些曾經奮力卸下的枷鎖，又重新掛回自己的脖子。

這故事令人膽戰心驚，近年來一直受吹捧的財務自由，真的自由了，不再為錢工作了，這些人預演了結局。

暢銷書《跟錢好好相處》作者魯賓及杜明桂認為，真正的財務自主，並不是想花錢做什麼就做什麼，而是在於讓自己不受制於「用錢滿足需求」。把財務的自主權拿回來，定義自己的豐足，讓人生過得充實飽滿，你的豐足一定和鄰居不一樣，先把以前對「錢」的觀念拿掉。

他們提出一個問題：如果你不是為錢工作，消費的方式會有怎樣的改變？

我以自己為例。四十六歲離開職場，不上班之後，我發現，抒壓相關的花費大幅降低。

過去我需要上午、下午各一杯咖啡吊出精神；我需要做SPA、泡湯、岩盤浴，放鬆始終緊繃的肩頸；也需要治裝去買工作需要的衣服、鞋子；也需要每年出國一次，逃離一切，因為工作那麼辛苦，我需要用報復性消費彌補自己。

現在的我，起床後跑步，跑步回來就工作；有瑜伽課就出門教課，課之間的空檔就寫作，天黑了就收工，就像農夫一樣日出而作、日落而息，肩頸酸痛憑空消失。

不再上班後，也吃得簡單健康。

過去，因為工時長沒有時間煮，幾乎三餐外食；常常對著電腦螢幕狼吞虎嚥；也需要和朋友、同事聚餐吐苦水；假日也吃「好料」，慰勞自己。

不再上班之後，我多了接近一倍的自煮時間。在家吃舒服，口味適合自己，可以吃到比較多的全穀和蔬菜，營養均衡後，從此也不用每天盯著體重計。當然因此，食物相關的花費也大幅降低。

這些回顧發現一個驚人的結論，如果沒有花大部分的時間賺錢，人生會過得便宜得多。

不過，許多人不上班之後，少了工作壓力，但另一個壓力降臨，就是錢不會準時匯入戶頭的壓力。但這個恐懼不只斜槓人或自由工作者獨有，每個人都怕沒錢，每個人都有沒錢導致流落街頭的恐懼。

魯賓及杜明桂曾經主持了一個和金錢相關的會議，請屋內的人談論自己和金錢的關係。屋裡的人有八十幾歲擁有數百萬美元資產，卻擔心自己還沒去世錢卻不夠用；也有一位事業有成的中年人，在同一家公司待很久，擔心會被迫離職；以及二十幾歲卻已經背學貸兩萬美元。

這情況嚇到了他們，整個社會不管你是高端或低階，都怕沒錢，「金錢就像天一樣的大老闆一樣，任由它支配、主宰我們的一切」。

魯賓及杜明桂認為，財務自由的第一層次是心理上的自由，你必須解放思想。「要知道你是至高無上的，經濟才是其次，」他們在學習型網站《大思考》（*Big Think*）上說：「我就是我，的確會有經濟問題存在，我和金錢有關係，但它不會主宰我。」

這不意味著你現在馬上可以離職，或是不再朝九晚五，而是如果有一天，你想要追尋自己想過的生活，告訴自己沒那麼可怕，做自己喜歡的事也不會變得窮苦，因為支出比想像中少得多，豐足也不見得要用消費去堆疊，也就不需要賺那麼多錢，付出那麼多的代價。

滿足需求的方法很多，不見得是消費，或是愈買愈多，心理上的富足不用和錢綁在一起，不浪費，也不窮酸，經過選擇的消費，去過一個經過選擇的生活，簡單、優雅、自尊、自重的人生，永遠不會太早，也不會嫌晚。

工作很累？因為你把自己看小了

「我們今天要練習的是放鬆，」看向手機的鏡頭，我對各自在家中的學員說，事前請他們準備好毯子、抱枕，取代瑜伽墊及瑜伽枕，我們在空中依舊一起練習瑜伽與靜心。

這個工作找上我，每天為一家企業員工，線上帶領伸展靜心，限額一百人，哇！一百人同時上線靜心，能將瑜伽的好處介紹給更多人，真令人興奮。

但興奮停留沒多久，我開始擔心設計的動作是否符合需求，也擔心看不到對方，口令是否給得清楚，更祈禱連線時網路、設備都不要出錯。我緊張，呼吸變淺、肩膀緊繃、睡眠不穩。對著鏡頭反覆練習，喉嚨開始沙啞、不舒服。

身為引導者的我，既不享受，壓根也不放鬆。

沒想到，即使連達賴喇嘛面對工作，也曾經有類似的感受。在《工作更快樂，達賴喇嘛的人生智慧3》提到，他曾經答應為九千位僧侶講經，這些學生正在學習經文，對內容很熟悉，但達賴喇嘛卻不是如此，一年前就開始焦慮。去講經前兩週，他每天早上都花兩、三個小時研習和筆記，而且講經是每天五小時、連續五天，對體力也是考驗。這艱難的工作後來還是順利完成了。

達賴喇嘛說，偶爾也會對自己扮演的角色有些不情願、不耐煩，只是想著「哦，我還得做這個，唉，真討厭」，譬如他得參加流亡西藏國會的議程，但他馬上提醒自己，這也是服務的一部分，這是我為他人謀福利的工作之一。

雖然我們很少人會是西藏領袖或佛家僧侶，但可以確定的是，其中蘊含的基本原則可以運用在工作之中，工作其實是用大小不同的方式服務別人，不管是烘焙、打掃、諮商、看病或教瑜伽。

畢竟我們來到地球上，不是為了奪取，而是希望當我們離開時，地球能因為我們小小的努力，成為更好的地方。

只不過，我們必須練習有信念，將自己的工作想得大一點、高一點。掃地不只是把地板掃乾淨，餐飲不只是把飯菜煮熟，教瑜伽不只是把一節課教完，而是為需要的人提供服務。

雖然我們需要想得宏大一點，但做法上我們卻需要小一點、低一點，挽起袖子做瑣碎、煩人、枯燥的小事，但心情平靜，甚至心懷喜悅。

曹洞宗的「典座」，負責僧眾的大廚，卻在工作點滴中辦道，「若無道心來擔任此職，只會倍覺辛苦，最終徒勞無功」。

翻譯家吳繼文在所著的《如佛一樣的生活：道元法師與曹洞禪風》裡描述，日本曹洞宗開山祖師道元禪師親撰《典座教訓》，詳細規範寺院裡生活運作的戒律。

「典座」類似大廚，表面上就是負責僧眾的齋、粥、茶、湯，從現代的大白話來講，《典座教訓》就是團膳的SOP，但實際上工作內容又和修行契合。

例如，一心一意淘米洗菜，一直到調理菜餚，「典座以絆為道心矣」，也就是典座挽起袖子，帶著求道之心將眼前的工作全力做好。

又如，需運道心，隨時改變，令大眾受用安樂。所以典座要懷著道心，隨時節改變，令僧眾在飲食之後，身心能感受到滿足和歡喜。

親力親為，不用等到你有錢或有空的時候，只管服務。

在《如佛一樣的生活》裡，也描述了道元禪師曾赴中國（宋朝）求道的小故事。道元禪師到天童山見到一位典座在佛殿前，大太陽底下，手執竹杖，連斗笠都沒戴，專心曬苔。

道元問，典座年事已高，為什麼不請人代勞？典座回答：「別人是別人，和我的修行無關。」道元又問：「太陽熱成這樣，為什麼要挑這個時候？」典座回答：「更待何時？」

聽起來很「修行」、很「宗教」，但行程緊湊，在採訪者眼中比任何人都還辛勤工作的達賴喇嘛狡黠地說：「我只是在照顧自己、關心自己而已。」

他說，無論我們的專業是什麼，這輩子從事什麼工作，從生到死，都只是在致力於照顧好自己，這就是我們主要的工作。

後來，和我聯繫的人力資源部窗口轉交給我一封信。有人寫信給我，我大感驚訝，沒想過有人會寫信給你的瑜伽老師，況且我只是十五分鐘的瑜伽老師而已，信中這位我不認識的人感謝我的付出，雖然只有十五分鐘，對一天工作的開始很有幫助。

面對工作，我們轉換了心態，照顧了自己的心，減輕了不必要的痛苦與折磨，服務了別人，最終也就是照顧了自己。

絕症病童教我們生命中最重要的事通常不太花錢

身為一位兒童安寧療護醫師，來自南非開普敦的麥克爾平（Alastair McAlpine）多數的時間，都在陪伴生命飽受威脅或即將邁向生命終點的兒童，雖然許多人認為他們的工作難以挽救生命，但他認為，兒童安寧的醫師依舊可以幫助病童追求最高的生命品質，特別是在這些短暫的生命裡。

麥克爾平指出，兒童安寧的醫師並不只是看到病童身上的疾病，病童還是家中的一分子，醫師們不只是看到他們醫療上的需求，也照顧病童們的心理、心靈。

麥克爾平接受《衛報》採訪時指出，一部分是工作所需，他試著調查小病人們對生命的態度，問他們什麼帶來歡樂和意義，沒想到答案出乎意料的正面，甚至病童的答案也幫助麥克爾平重新審視自己的家庭和朋友關係，也改變了他。

現在他花更多時間和家人朋友相處，他也會告訴家人或朋友「他愛他們」，也嘗試將善良視為生命首位。後來，麥克爾平醫師決定在推特分享病童的這些想法，沒想到引起廣大迴響。

麥克爾平說，這些四~九歲的病童們，在乎的是那些我們早就知道重要但遺忘在匆忙的日常生活裡的事。

他從這些病童身上學到，最快樂、最有意義的東西通常是簡單的、不需要花大錢、也不需太費力的。也讓他驚訝原來這些「小事」在生命最終將會變成無比巨大的重要。

以下是病童教會醫師的事：

- **沒有任何一位小朋友說，希望自己可以多花時間看電視或上臉書。**
- **聽所愛的人講故事，會對孩子們帶來啟發。**

文字和故事並輔助簡單的玩具，可以帶離孩子的心靈離開毫無生氣的醫院，這些啟發可以幫助他們持續奮戰，如果哈利波特可以面對佛地魔，病童們也可以面對自己的「怪物」。

故事可以幫助孩子創造意義，去解釋他們正在面臨的難懂疾病，許多人相信，我們有能力創造和分享那些定義「我們是人」的故事，孩子們證明，故事啟發、打動、轉變他們。

- **小朋友說，花時間和家人、動物相處，非常重要。**

聊天、歡笑、玩耍或只是單純地安靜在一起，花時間和家人、動物相處無價。到生命最終，許多孩子唯一的後悔是太少時間和爸媽、大哥哥相處。

- **小朋友花很少的時間擔心，例如擔心掉頭髮後外表會變怎麼樣。**
- **幽默和笑聲是最好的藥。**

即使他們時時刻刻面對死亡，他們要的和一般孩子一樣，滑稽的動作、笨拙的大人或胡鬧的笑話，都會讓他們笑。笑聲是關鍵的止痛藥。當然面對這樣的病痛悲劇讓自己輕快地笑是困難的，但有些父母鼓起不可思議的勇氣為其他心碎的人提供歡笑，一位爸爸在淚水中拉出微笑。不論健康或生病的孩子都會在笑聲中放屁。

- **他們喜歡去海裡游泳、玩沙和吃冰淇淋（就算天氣冷）。**

孩子會深刻地記得那些不需要花大錢的小小歡樂，這些似乎是小事，但常常是無價。

- **就算四歲小孩還是會擔心父母之後怎麼辦。**

多數的孩子心平氣和地接受自己的命運，卻會擔心父母往後怎麼辦。這樣驚人的角色轉換在兒童安寧病房卻很常見，可見孩子們都知道自己的身體狀況，超過大人所想。麥克爾平醫師對《衛報》說，死亡無法忽視，而醫師的角色就是鼓勵誠實和討論，即使那是如此傷痛。

・善良與親切會讓孩子們記很久。

無論是同班同學給的一個三明治，或是護理師臉上綻放的微笑，善良都對病童們有很大的影響。他們喜歡善良的人，而且小小的善良舉動會讓孩子記到生命最終。麥克爾平接受ＢＢＣ採訪時說，例如他曾經聽一位小女孩說：「謝謝你，在我害怕的時候握著我的手。」

麥克爾平最後總結：「當一個親切善良的人，閱讀、聽笑話，與家人相處，去沙灘，和狗狗抱抱，告訴特別的人你愛他，這些都是孩子們無法再多做一點的事。喔，對了，還有吃冰淇淋！」

這些都是不需要花大錢的事。

記帳三十天
讓我和金錢更親密

我這輩子從來沒有記帳過，因為總認為，只要好好認真工作賺錢，總會入大於出，不用斤斤計較各種支出。加上覺得自己並非購物狂，不會亂花錢，不需要記帳；況且記帳也是一個習慣，建立習慣無疑也是一種壓力。

直到我不上班後和朋友聚會，發現精於數字的業務人都有記帳習慣。

當天和兩位出身業務的朋友聚會。其中一位晚到了。她是自由工作者，以塔羅牌算命助人，因為前一個客戶延遲了。到了時候她提到，已經在前一個地方喝了咖啡。另一位友人詢問她前一杯咖啡多少錢，並以業務工作的角度調侃，成本超過十％要調整，下次和客人約在便宜一點的咖啡廳。

然後親眼看到朋友拿起手機記帳，我隨口說我都沒記帳，這位超級業務的朋友堅定地說「要記帳」，另一位也微笑點頭說「要記帳」，原來這些一輩子把數字捏在手中的人都有記帳習慣。

《原來有錢人都這麼做：效法有錢人的理財術，學習富人的致富之道》作者史丹利（Thomas J. Stanley）和丹柯（William D. Danko）面談了超過五百位美國的百萬富翁發現，那些有效運用自己收入的人，都很清楚錢花到哪裡去，花在飲食、旅遊或衣服等，而那些無法將錢好好運用的人，往往不知道錢的流向。

錢都跑到哪裡去了？我其實不知道。雖然自己不是購物狂，但也許小看了在網路書店訂的書、每天下午喝的拿鐵，一些快時尚的衣服……遑論許多靠指紋或一個按鍵就付出去的錢，問題或許就在這無數次無意識的小錢，金錢如水龍頭漏水一般持續流失。

記帳並不是一件新鮮事，許多理財專家都建議要記帳。記帳這件事就是把離開你的錢一筆一筆記下來，就是這樣而已。

現在做記帳這件事，比以前容易多了。不需要劃表格，也不用 Excel，現在已有許多直覺化設計的記帳app，運用大數據，得知你的生活形態、花費項目，在每天同一時刻，只需順手填入金錢而已。一個月後也有長條圖、圓餅圖等各種圖表幫助你審視整個月的支出。不過如果你還是習慣手寫或是任何記帳方式，當然也很好。

記帳了一個月後，我學到了三件事：

1 記帳的目標不是省錢

無可諱言，記帳能省錢，但記帳就如同帶著正念吃東西一般，對我最大的幫助是用心花錢。

記帳不意味著不再和朋友下班後去聚餐，或下午不再喝拿鐵，不再去運動課，而是你確定做這些消費解決了生活上哪些問題，或你明白這件消費後滿足了什麼感受，心甘情願去花錢，從此不太容易被推坑或突然失心瘋，這使我和我的金錢關係更緊密。

2 一百元變成零元，快樂不變

開始記帳後發現，同樣的快樂不見得需要花錢。例如，好不容易放晴了，想去公園走走，以前會找公園周邊的小咖啡廳坐坐，少說花個上百元。

現在發現，自己家的咖啡豆還更厲害。煮好咖啡裝在保溫瓶裡，切些生菜、煎雞排，放入保鮮盒，拎著野餐盒，彷彿自己去紐約中央公園野餐。

沒有太緊急的資訊如食譜、小說等，也常到圖書館借書，不會像以前一在網路上看到有人介紹就衝動購書。

3 從記帳對焦人生

當透過記帳把自己的消費攤在陽光下後發現，消費代表你的價值觀，也就代表你，每一筆消費都在為你的人生投票。

練習記帳後會發現，有些消費很難帶來滿足感，也不會讓生命更有價值，例如以前會把逛街當休閒，現在感到無聊或有段空閒時，擦窗戶、清某個抽屜裡的雜物，還比較有成就感。

行銷策略也不太會吸引我的衝動。如賣場的買一送一、第二件五折，也會再三思索是否是真的需要；看到年底瑜伽服打折，也會想想自己已經有超過十件的瑜伽服了。

這不是任何人逼我做的事，也不是為了省錢必須做的事，而是學習看顧錢，而不是無意識地流出去。金錢會為我所用，雖然錢並沒有賺得更多，但我更自由。

Chaperter 2

別讓不安毀了你的人生

生命很不公平
但我還是相信生命

前一陣子有位朋友終於實現了夢想，夫妻倆拿出積蓄在台北近郊開了間咖啡廳。先生負責煮咖啡，空氣裡飄散著各式精品咖啡香。櫃檯內，太太拿出特地去學的甜派、蛋糕，讓這家店更有特色了。

萬事起頭難。一開始，客人不多，他們在能否收支平衡間惶惶然，擔心定價策略是否正確？是否該多投入社群經營？是否要早起搶攻早餐市場？一一考驗著中年創業的能耐。

後來，營運上軌道，卻折騰了身體。畢竟年過中年，客人一多，一忙碌少不了腰疼、腿酸，甚至需要去就醫。就算少數難得休假的日子，也擔心店裡營運，又跑去店裡坐鎮，身心難以放鬆。

客人少，擔心收入少；客人多，身體差。後來聽說他們收了那家咖啡廳。

我想起最近看電視節目，一位藝人講起演藝生涯的起落，「沒紅，想死；紅了，生不如死」，雖然職業大不同，卻有類似的處境。

其實，我也走過類似的路。離開總編輯職位後，隻身到印度，後來出書，原本也抱持期望，如果暢銷，也許老天爺讓給我走一條從事寫作之路，但第一本書銷售平平。

叫好不叫座，有些朋友抱不平，但看著暢銷排行榜的起落，雖然也曾焦慮，但我內心卻解讀老天爺給我的「專案」還沒結束，手寫著臣服，心裡是否臣服，有待考驗。

這專案叫「相信生命，活出無常」。

加州大學洛杉磯分校（UCLA）精神科臨床助理教授歐洛芙（Judith Orloff）將臣服定義為，在適當的時機優雅地放下，接受事實。沿著生命的週期順流而下，不要對抗。不要執迷人和結果，不要鬱悶煩惱。

她在所著的《臣服的力量：收回錯用的抵抗，擺脫依賴、執著、太努力的不安，享受生命流動的圓滿》指出：「請盡情地實現夢想，可是當你已經盡了全力，就必須放下，向你注定的命運臣服。否則到頭來，你只是折磨自己。」儘管十分痛苦，但努力不見得會成功，失敗對自尊心和心情也許是一種打擊，但學習好好處理失敗，不要喪志或憤世嫉俗，才是真正有力量的表現。

這是不按牌理出牌的印度教會我的事，就是擁抱混亂，專注當下。

一直以來，獨自出國旅行的我，出門時會讀過所有能找到的資料，並帶著日文版的旅遊指南《地球步方》，訂好每一站的旅館，我不承認自己是控制狂，一個人旅行要將意外控制到最低，不是嗎？

在印度，號稱全世界最混亂的國家，永遠不知道下一秒會發生什麼事，這裡就是有辦法摧毀我們自以為擁有的控制力。

我隻身到了印度北方，被稱為「世界瑜伽首都」的瑞詩凱詩（Rishikesh），除了每天練習瑜伽，不知道要做什麼。在一家民藝小店遇到了一位女孩，就隨著她一起去看看她的寶萊塢舞蹈課。

老師是個穿著運動褲、大鬍子的年輕印度人。很瘋、舉止誇張，他說：「來吧，一起跳。」老師回頭對窩在角落的我喊。為什麼不？

我的同學來自世界各國不同膚色，別以為我們都是肢體協調，本來就愛舞蹈的人，其實我們都跳不好，不過都挺投入的。舞蹈，讓我感覺回到童年，每次要去上課，都笑嘻嘻地像要去與玩伴玩耍。

老師更是隨興，有時遲到、有時突然不能來，上課中間的休息時間會拿出他媽媽做的便當給大家吃，這些在台灣的教室都不可能發生。

有一天，老師出奇地早到了，在教室樓下坐在他的摩托車上等我們。

他說，今天不上課，我們問怎麼了？你生病了嗎？他說，他鄰居結婚，他要去婚禮帶舞，所以「這堂課就去那兒上」。

於是，我參加了一場印度的世紀婚禮。

彷彿電影一般，新郎騎在白色駿馬上，穿著白色鑲金邊的禮服，帽沿還有像古代皇帝的垂珠遮住臉。迎親隊伍是管樂隊，隊員穿上寶藍色的制服，大小喇叭手不斷狠吹互槓。

接到新娘後，迎親隊伍浩浩蕩蕩前往婚宴地點：瑞詩凱詩最大的道場潘瑪斯（Parmarth Ashram）。

迎親隊伍走到會場門口時，炫目的七彩霓虹燈，配合著高亢的管樂、鼓樂，親友們瘋狂跳舞，還拿出現金來灑，看得出來有些人已經喝醉了。

進入婚宴會場，彩色燈泡裝飾成拱形門，也裝飾成雨滴狀，明亮得像白天。流水席已經開始。熟食、甜食、飲料區都擠滿人，穿著制服的外燴人員烹煮不及，桌子底下有廚師邊講電話邊煮湯。

流水席未斷，音樂又下。

我們的任務要跳舞。老師帶著我們與賓客開始跳舞，舞曲一首一首不停地放送。賓客們反而對外國人的我們一直拍照。

我離開婚禮時，已經接近半夜十二點，婚禮還是進行著。我慢跑地回民宿，不好意思地敲門，才有人揉著眼睛來開門。

我們總以為可以掌握人生，規劃了教育、職涯、人脈、生活、婚姻、家庭，對人生重大抉擇做出判斷與選擇，自以為擁有控制能力才能做計畫，深怕做錯了決定，誤了一生。

回到台灣，學習擁抱台灣生活的混亂、不確定，學習接受不符期望的結果，我總會想起印度的那場婚禮。雖然很難，但學習放手，也許老天爺給的版本更好。

擔心重要場合搞砸？記得不要太「努力」

在國際賽事上，有時看到台灣選手賽前原本被大為看好，練習成績也表現平穩，卻在重要關頭失常了，我們感嘆台灣健兒太過緊張或缺乏自信，心理素質要再加強。

其實平凡如你我，也會有上台報告，見一位重要的客戶，或和老闆講話的場合，我們也會因為緊張而失常，失去大好機會。

高威（W. Timothy Gallwey）曾經是哈佛大學網球隊隊長，也曾是網球選手，他在所著的暢銷書《比賽，從心開始：如何建立自信、發揮潛力，學習任何技能的經典方法》提出，比賽分為「內心比賽（inner game）」、「外在比賽（outer game）」，許多人績效不佳，並不是因為外在比賽執行力不好，而是沒有打好「內心比賽」。

在所有打球技巧中，內心比賽的球員最重視的是：放鬆且專注。選手建立自信心，以及學會贏得比賽的祕密就是「不要太努力」。

選手把目標放在自發性的表現，也就是在心情平靜的狀況下，身心合為一體，而且能夠用自己的方式超越極限。克服面對賽事的焦慮感之後，內心比賽的球員能夠產生求勝的意志，進而釋放所有能量，而且不因為輸球而沮喪。

贏球的祕密是「不要太努力」。

帶著這個思維來到瑜伽墊上。我常在瑜伽課上，提醒同學不要太努力，不要太進取，溫柔地來到今天身體適當的界線。

因為你太想做好，太想和班上大多數人都一樣，你會用錯肌肉。

例如，以躺姿上半身捲腹扭轉來練習核心肌群時，太努力進取，就會用脖子的力量拚命讓身體往上，往往沒有好好練習到核心，反而一堂課後讓脖子很酸。上半身看起來沒有抬起很高，看似沒有太努力，卻能穩定地扭轉鍛鍊到核心。

又如，做比較有挑戰性的動作時，往往我們自然而然地認為，要更努力，也就是肌肉繃得更緊、更用力，才能執行。但往往更需要放鬆心情，不需要讓肌肉莫名的緊繃，不需要收到極致，不要太賣力才能做到。

帶著「不要太努力」的思維，回到生活上。

播客節目下載量超過四億的費里斯（Timothy Ferriss）在《人生給的答案：你的掙扎，他們都經歷過，世界最強當你最堅強的後盾》裡指出，「太努力」代表你把優先順序、技巧與能力還有正念都關機了，眼睛只看得到目標，而且目標常以外在物質的型態出現，如得名、獎金、權力、財務自由等。

他從打網球中體會，當他不再關注球的落點，也就是期望擊中的目標，而是專注於眼前的碰撞點，就能看到效果。

費里斯說，「人生該做什麼」是一個很糟糕的問題；好的問題是下一個五分鐘你要做什麼。卓越來自下一個五分鐘，進步也是，幸福也是。

由此，所謂的球員處於「狀況火燙」或「忘我境界」的心理狀態，在你我一般人的生活上，有沒有可能練習？

被譽為「教練之父」的高威認為，有四個練習法則：

1 如實地觀察

也就是不帶批判，用五感好好地感受自己在場上的實際作為。

這類似於瑜伽帶著覺察練習。瑜伽不是拉筋大賽，而是透過體位法，去接近你的身體，練習時感覺今天肩膀比較緊繃，或是下背比較酸痛？身心連結就是瑜伽。

而在工作上，我常用一個小技巧，是向哈佛大學教授、《姿勢決定你是誰》的作者柯蒂學來的。

我常有機會上台演講，或為上百人帶領瑜伽，無論經過多少次的練習，甚至已經背得滾瓜爛熟，上台前還是會緊張。柯蒂建議，在觀眾抵達前，上台走一走，感受一下燈光、設備，並佔用「空間」，讓自己感受到自在。

當我看到同台的講者匆匆趕到後，在後台聊天，一上台才知道沒有電腦可操作，由後台工作人員掌控，而慌了手腳。雖然我的演講不見得比他受歡迎，但我從此知道，這個提前到、先上台走走的建議，很受用。

2 清晰地想像理想狀態

在腦中要能認知到完美狀態應該是什麼模樣，愈清晰愈好。

這個技巧也常運用在瑜伽練習上。例如，類似海軍陸戰隊的下腰動作輪式，是許多人害怕的姿勢，瑜伽老師也會建議，先想像自己已經做到那個動作的樣子，再來進行這個動作。

3 信任自己去執行

就讓事情自然地發生吧，相信自己可以辦到。

我上台演講前，當所有的準備都已經妥當，無法再做得更多時，我反而會放鬆，轉過身，和底下的聽眾眼神交會，交換個微笑，或閒聊為什麼提前到。這個作法提醒我，聽眾才是主角，他們排定行程來聽演講，不是來評斷你表現得好不好，而是希望此行有收穫。

這個舉動讓我放鬆，我表現得好不好，沒那麼重要；重要的是聽眾，在接下來的演講中，他們友善的眼神，也讓我安心。

4 修正調整

就實際發生的結果，來調整自己。

有時候，得到聽眾或主辦單位的回饋，下一次就調整自己。但如果我能做的都做了，我知道自己盡了全力；如果表現還是欠佳，我會放過自己。因為在腦海裡不斷重播，並不會使結果改變，反而讓壓力不斷上演。

我知道，所有現場都只有一次，永遠都是第一次，就算相同的內容你已經講過一百場。

當下專注做自己，並服務別人，不焦慮、不畏縮，事後沒有遺憾，就是表現了最佳狀態。

總是想太多？
把負面標籤變優勢

「你想太多了，他說的話沒有別的意思……」「你怎麼總是在小事情上鑽牛角尖？」「你會不會太敏感？」

相對於直接、快速、理性的人，有些人對別人講話的語氣比講的內容更在意；對有些事感到憂心、疑慮，但別人覺得根本不用在意；當面對他人批評時感到脆弱、難受，但也因為善解人意，常無法拒絕別人的要求。

為什麼總是想太多？被譽為法國「國民心理師」的布提可南（Christel Petitcollin）從超過二十年的臨床經驗中指出，想太多的人其實是「大腦多向思考者」，與一般人不同的是，他們擁有比較細膩的想法和清醒的頭腦，善於從發散性的思維模式，接收外界更多訊息。

布提可南甚至認為，想太多的人比一般人聰明。因為發散性的思維模式可以聯想、串聯，產生不同的想法，增加創造力。

但也因為發散性接收外界訊息，容易心煩意亂，憂慮小事，甚至拒絕挑戰。其實，可以將焦慮、想太多當作一種工具，讓工作、人生更有效率。

幾個想太多的負面標籤，其實只要轉念思考，就有可能變成優勢。

例如，想太多的人，遇到抉擇時往往會猶豫再三。百分之百確定事情是正面的結果才要做，但人生很少有這麼多可掌握的事，往往有四成把握就要衝。

《與焦慮和解：克服過度完美主義、拖延症、害怕批評，從自我檢測中找回生活平衡的實用指南》的作者博耶斯（Alice Boyes）建議善用三個問題幫助自己，什麼是最壞的結果？什麼是最好的結果？什麼是最有可能接近真實的結果？這個認知上的小技巧可以幫你做選擇。

然後，問自己，當結果很糟時，自己是否可以處理？如果結果不如預期，你能執行到最後嗎？而且你能向誰求救？

因為焦慮使我們高估了負面的結果，也低估了自己可以處理失望的能力。平常也可以多就小事下決定與判斷，建立信心，如果做出壞的決定，世界也不會因此崩塌。

年輕的時候喜歡算命，不見得想知道命運，而是透過和算命師交談的過程中，得知自己真正的心意。也曾經在算命的過程中，發現自己頻頻對另一個選擇提出質問，由此得知自己的心意，最後並沒有選擇算命師認為比較好的那個。

但中年以後，我很少算命了。無論做什麼選擇，走哪一條路，結果都有好有壞，只要想清楚自己能承擔的，就做決定。所以並不是小孩子才做選擇，是大人才會選擇，並承擔選擇。

其次，如果傾向完美主義，就先設定界線。

追求卓越沒有問題，但想太多的人往往傾向完美主義，總是希望事情萬無一失才出手，這樣的想法卻是高度有害的，也會讓自己不容易滿足現況。完美主義者也容易聚焦在小事，拒絕大事，因為不想讓自己落入焦慮中。

博耶斯建議，嘗試以下的心理小轉彎，在你常常堅持的事，設立界線，例如不用反覆檢查文件裡每個字是否正確無誤；工作一小時後略微休息，把自己和工作隔出一點小空間。

也可以花些時間去做些沒有那麼目標導向的事，如當志工或投入嗜好。也在沒有那麼重要的工作上，練習放下，練習感覺這樣已經「夠好」。

另外，害怕批評，其實是一種生存技巧。

當有人說，你不用管別人怎麼看時，其實是一種錯誤引導，因為在團體裡被接納、被喜歡是重要的。但當你害怕批評，而拒絕別人的回饋或挑戰，不是有益的。

回想三個過去曾有的負面回饋，你可以在小事化大前改進。也不需要將一個不明確的反應假定為負面，例如有人不參加會議，就認為他質疑你的提案。

關注細節，因為魔鬼就在細節裡啊！

想太多的人常被認為關注細節，劃錯重點，在小細節上花太多心力，而無法看到事情的核心。但關注細節也不見得是壞事，因為在工作上往往魔鬼就在細節裡，如果能善用注重細節優勢，也能幫助自己加分。

《富比士》（*Forbes*）雜誌提醒，在某些時刻就得提醒自己放棄細節，例如還在腦力激盪的階段，不必字斟句酌；或是天外飛來一筆大事，打壞你的時程規劃，完成就好，細節也只能放掉。

也許想太多讓你比別人辛苦，不用自責，善用自己的天性，找到自己與眾不同的生存之道。

寫下來
做第一個願意傾聽自己的人

疫情升溫，全台軟封城，瑜伽教學停擺，收入歸零，我陷入焦慮，甚至醒來時心裡覺得空空的，呼吸淺淺的。

其實，我的經濟並不會馬上陷入困頓，但我還是很焦慮，無法將不能工作視為悠長假期。

細究無法放鬆視為長假的原因是，休假無論多久，總會結束的，你可以在這段時間安排行程，甚至不安排也行，但這疫情看似暫無盡頭，讓人陷入不安、焦躁、沒有安全感裡。

真正的實情是，無法避免將實體瑜伽課程轉成線上教學，但對我而言，是挑戰，科技、課程都難，我只是拖延，不想面對困難。

這段時間幫助我的方法，就是寫下來。

寫下來是強大的工具，是一種自我諮商。

發表在《心理生理學》（*Psychophysiology*）期刊的研究發現，寫日記可以抒解焦慮。

這個研究召集了一群被診斷為慢性焦慮的大學生，請他們完成一項以電腦為主的工作。在測試前，一半的受試者以八分鐘寫下對此任務的想法與感受。結果發現，在完成任務上，兩組的準確性和速度大致相同，但寫作組表現得更有效率。

此研究的第一作者密西根大學精神病學系臨床講師施羅德（Hans Schroder）對媒體說：「我們認為，如果你寫下憂慮，就能把憂慮從大腦轉移到鍵盤或紙張上，從而減輕你的憂慮負擔。」

你可以選擇適合自己的形式，但最重要的是，不需要追求完美。想要到一家燈光好、氣氛佳的咖啡廳，喝杯好咖啡，拿出有氣質的筆記本，再想想最近到底怎麼了，並寫下解決方案。

把這個想法丟掉。只需要坐下，拿枝筆，把想到的事都寫下來，甚至用一張要回收的A4紙都可以。不需要優美、不需要結構，也不需要起承轉合，沒有人會看你的作文，未來也沒有計畫出版成自傳。

日記也有許多形式，有些人建議寫下讓你煩躁的事，再想想最壞的狀況會是什麼，便可能創造出新的可能性。也有一種方法是，想到什麼寫什麼，不需要審查、編輯，也不需要擔心寫錯字，順著心情把想寫的記錄下來。

臉書營運長桑德伯格（Sheryl Sandberg）的丈夫驟逝後，心理學教授格蘭特（Adam Grant）建議她書寫，把一天做得好的三件事寫下來，她原本還懷疑，她現在都快活不下去，還有什麼做得好的事，後來書寫成為她復原的重要工具。她寫下的第一行字是「我今天將埋葬我的丈夫」，就在她丈夫去世的第四天。

後來她寫下，「今天把衣服穿好了，請頒獎」。證據顯示，這樣做可以專注在心理學家所謂的「小贏」，壓力程度會下降，身心毛病會減少很多。

舉我這週末寫下的「小贏」：

晨跑、掃地、拖地、洗衣、曬衣、聽 Podcast 談自媒體、打電話和媽媽聊天、閱讀《致富心態：關於財富、貪婪與幸福的二十堂理財課》往前推進到三分之一、重訓、去黃昏市場買菜。

一個假日我竟然完成這麼多事。我很想感謝自己，在那麼廢、那麼煩的情況下，依舊保持規律，讓生活順利運轉。

也許你也知道寫下來對你有幫助，但為什麼容易放棄？靜不下來可能是主因。《心靈寫作：創造你的異想世界》的作者高柏（Natalie Goldberg）說，寫作是你的朋友，永遠都不會背叛你，倒是你說不定會多次背棄它。有時候她從外頭工作回家，心裡又煩又亂，這時候便會告訴自己：「妳知道妳需要什麼，妳需要寫作，」如果聽話便會聽從；但要是當時自暴自棄，或處於非常懶惰的狀態，就會不聽勸，繼續憂鬱下去，但如果她確實聽話，寫作便有機會探觸生命，重拾自我，即便她只是寫下那天上午在交通尖峰時刻在公路上發生的事，「我是個人；我早上醒來；開車上了公路。」只是重溫這些細節都讓她變得柔軟。

如果真的沒有時間，寫一封 email 或錄音給自己，也是類似的形式。

我們不見得要當一位作家，但都可以成為寫作者，因為寫下來，可以讓自己成為第一個傾聽自己的人。

該節制了
戒掉資訊肥胖症

大腦發脹、眼睛發酸、視線模糊，需要馬上遠離電腦。不知道你的焦慮症狀是什麼？我發現，我的焦慮症狀從眼睛發作。

眼睛不適需要遠離書桌前的電腦，於是我移坐到客廳休息，卻開始無意識地滑臉書、Instagram、YouTube、即時新聞，當然此舉讓眼睛更酸，更無法工作。

焦慮也沒什麼好丟臉的，畢竟我們住在焦慮星球。

焦慮往往讓我們會花更多心力在比較小的事情上，例如看完一集Netflix、瞄一下即時新聞、看看臉書上朋友在關心什麼，就是不做重要的事，因為往往這件事重要、困難、不知如何下手，甚至意義重大，意味著不能搞砸，我們就愈難逼自己乖乖地就範坐在電腦前。

焦慮並不會讓我們立即振作好好工作，反而帶來拖延和耍廢，更何況焦慮帶來的身心狀況，如眼睛酸澀，好吧，我承認它並不是偉大的藉口，更讓我們有理由逃避。

我最近的焦慮根源是科技。

Clubhouse、Podcast、各種行動支付、閱讀器、各類平台，通常現在的設計都挺直覺的，但只要有關卡卡住，我就開始煩躁，中文字開始飄，開始不識字。

疫情期間，瑜伽教室關閉，所有瑜伽老師頓失收入，多數的老師紛紛投入線上課程教學，學習軟體、鏡頭、燈光、收音，以及透過鏡頭和學生互動，你無法感受到他們的呼吸、汗水，在在都讓人陷入焦慮。

休士頓大學社工系教授布朗（Brene Brown）在所著的《脆弱的力量》裡提到，「Mind the gap」，原本是地鐵站提醒乘客小心列車和月台間隙的標語，後來也引申成「自己站的地方」與「想去的地方」，也就是理想與現實的差距。原本以為自己是喜好新事物、好奇，願意終身學習的人，原來自己並不那麼積極向學，這樣的落差讓我焦慮。

數位革命席捲而來，每隔一陣子就有新平台、新產品、新話題，這些新而折磨人的轉變，即使在最好的狀況下也會令人不安，撼動我們的安全感，導致內心深處的焦慮浮現。

除了新科技，各個新平台帶來的資訊洪流，這些資訊並非全都是演藝圈八卦、行車紀錄器或消費糾紛，有料、有觀點的內容比比皆是，我們不再訂報了，卻更讀不完。

超載的資訊不僅是讀不完而已，還會降低生產力、自信心、記憶力，更會引發失眠和飲食失調，「資訊肥胖症（infobesity）」成為新症狀，也就是其實你已經吃飽了，源源不斷的資訊還是不斷誘使你攝取。

更糟的是，在社群媒體上，許多片段、未經過查證的訊息遍布，而且許多都是有立場，且因為恐懼、憤怒驅動，看似名人、大媒體、專業人士分享或發言，我們因此義憤填膺，沒想到他們也會錯，自己已經夠焦慮了，還讓自己捲進無端情緒裡。

不用手機的英國作家納許（John Naish）在所著的《剛剛好，的生活：找到自己的平衡點，不過累也不嫌少，離美好最近》提到，你需要的，遠比你想要的少很多。

資訊節食是他的解決之道。設定品質門檻，創造自己的知足策略，也就是訂下「不看爛節目」的規定。

雖然品質這件事很不確定，人人也都需要休閒娛樂，但享樂也可以有審慎之道，就像大家知道喝酒會帶來歡樂，但不想讓酒精毀了自己的肝臟，就得訂下自己做得到的規定，如天黑後或朋友聚會才能喝酒。

同樣的，為了超載的資訊，我們也必須訂定一些生活習慣，檢視哪些資訊對我們最合適、何時應該開機以及關機，或使用飛航模式。

名列美國前總統歐巴馬最愛書單之一的《如何「無所事事」：一種對注意力經

濟的抵抗》裡，作者奧德爾（Jenny Odell）指出，我們顯然比以往更需要定期退出，需要距離和時間才能看清我們不假思索便任其擺布的機制，因為「你浸在別人的現實裡，是別人的，不是你的現實。你是在製造噪音，讓你不可能聽到自己的聲音」。

還好新科技可能幫我們成為資訊節食的幫手。訂閱所需的資訊，不需要受制於媒體二十四小時的轟炸。許多人已經進行這項措施，例如不再看第四台，改訂閱MOD或串流影音，或索性關機、刪掉臉書或Instagram app。

追根究柢，解決焦慮之道是不需要自我改進，不需要和別人同步，不需要擔心錯過什麼，隨其自然，就夠好。

英國作家海格（Matt Haig）在《我們住在焦慮星球》上說，除了「just do it」，盡情去做，也要「just be it」，隨其自然。

不需要自己很努力、很上進、有運動、有努力工作，才能接受自己，就算我很軟弱、很廢、很害怕、不上進，我還是接受自己現在的樣子。

接受自己就是個數位移民，也就是出生在沒有數位環境的時代，大學學的是Dos、電腦開機還要開機磁碟片。

接受自己走過古騰堡時代。以前在雜誌社，用稿紙寫稿再交給打字行，校稿看到錯字還得照相打字後割字貼上。出門採訪也帶著卡式錄音機、錄音帶。

感激過去的自己走到這一步，我夠好，隨其自然，不再會為跟上最新資訊焦慮，並付出身心代價。中庸節制，用在飲食、資訊、人生都對。

有人就是運氣好　你也是

陪朋友去試鏡，反而得到角色，一炮而紅成為大明星。存了一筆錢創業開個小店，一開業大排長龍。亂買一支股票，一躍漲停板，戶頭裡多了好幾個零……看到別人不費吹灰之力取得成功，心裡嘟囔著「有些人就是運氣好」，為什麼自己沒辦法那麼走運？難道要算命改名或研究星座？

其實，運氣不是魔法或機緣，也不是隨機的事件，普林斯頓高等研究所的「運氣實驗室」負責人馬殊（Barnaby Marsh）指出：「機會就在你身邊，你必須學會去看它們，」他繼續說道，「每個人都可以讓自己更幸運。」

作家卡普蘭（Janice Kaplan）和馬殊合作，運用心理學、行為經濟學、數學、腦神經科學等，試圖解開幸運的配方，得以運用在工作、愛情、生活等各層面，並將實驗成果寫成《幸運的科學：為什麼有些人的運氣總是特別好？普林斯敦高等研究院「運氣實驗室」為你解開「幸運」的秘密》一書。

卡普蘭和馬殊提出以下四個得到幸運的方法，讓運氣站在我們這邊。

1 滑到冰球會到的地方

去能製造機會的地方，並抓住它。書中舉了一個例子，德蕾莎修女畢生奉獻給窮人和無家可歸的人，但她從印度飛往倫敦的旅程中，常常搭頭等艙，雖然為此她常飽受批評，但她在長途旅行中和頭等艙旅客交談，為她帶來贊助，她的一些大筆捐款就是坐頭等艙募來的。

2 與他人連結

許多人以為自己能幹、有才華加上努力就行了，但外界看似隨機的運氣，其實來自連結再連結。你可以加入社團、讀書會，或出席大大小小的聚會，一個人獨處是挺放鬆的，但和別人交流，讓周圍的人事物流動，才可能迸發幸運的火花。

3 走不同於他人的路徑

幸運的人往往是跳脫傳統的人，找到一條不同以往的路徑。有些人看起來非常幸運，其實他們是有勇氣做不同以往的事，只是過程中，必須忍受批評和訕笑。

4 堅持與熱情

如果你真的很想要某個東西，很努力不放棄，用堅忍不拔的決心和熱情，就會讓美好的事情發生。《幸運的科學》作者卡普蘭指出，一旦你對自己宣告，就能夠將能量和情緒導向正確的方向，看起來像魔法，「光是『想要』就會改變你『得到』的運氣」。

不過，卡普蘭和馬殊也提醒，不要逞強，多準備幾個籃子，就像擬定理財計畫一樣，買股票也要買債券。孤注一擲的冒險，只會讓自己陷入危機。

但最終，當幸運的機會出現後，你該怎麼做？

幸運只是故事的開始，而不是結束。畢竟一炮而紅的明星無法承受壓力而沉迷毒品，或中樂透彩後胡亂揮霍家破人亡等例子，也常在媒體出現。幸運不是單獨的片刻，而是一串長鏈。做好準備，不要錯過機會。才能加上努力更是幸運鏈的其中一環，才能將幸運賦予意義。

這些都是大方向，有什麼日常實行方法可以召喚好運？

天文占術研究家、《幸運與不幸運的法則：掌握幸運的五十一個法則》作者小野十傳和心理學家懷斯曼（Richard Wiseman）同時推薦寫幸運日記，只要是好的、積極的，都寫下來，這個過程有助於減少負面和悲觀的念頭，將注意力導向積極的方向去。

而開始不順的時候，小野十傳則建議「努力等待」，不要慌，不要搬家、旅行或挪動方位，克制自己採取行動，拚命積存能量，如早起慢跑、吸取專業知識，不要整天看影視八卦等軟性新聞，等待命運的下個循環來臨。

日劇《重版出來》裡，初入社會有極大學習熱情的女主角，有一天特意跟蹤觀察副總編輯，發現他購物找零一定會投入募款箱，看到路邊腳踏車倒了，也會幫忙扶起；走在路上，也會把路人隨手亂丟的飲料瓶撿起扔進垃圾桶。

為什麼要做好人？無非希望在毫無道理的出版市場，能積攢一點運氣，讓新書大賣。

副總編輯說：「衡量到目前為止的人生，成功和失敗哪個佔多數？只要多做好事就能存積運氣，我之所以會一直遵守這個毫無根據的說法，因為我希望能讓天平往一邊傾斜，為了能做出正確的選擇，為了能讓運氣稍微站在我這邊。」

而他也是向別人學的。

學習的對象就是出版社社長。社長出身窮困，年少時走上歧途，和朋友賭博搶錢。某一天晚上，和兩位朋友賭博賭輸了，看到路邊釣魚的老人想殺了他取財。老人告訴他：「如果你殺了我，你的運氣到此為止。雖然每個人的出身有高低，但被發到的牌數是一樣的，行善可以積攢福報，作惡則運氣立減。如果能和運氣做朋友，就能得到數十倍的幸福。你要做什麼樣的人，你自己想吧！」

雖然不那麼相信，但社長內心還是受到觸動，離開家鄉到了東京打工，同事借他一本《宮澤賢治詩集》，他也許在書中找到了寧靜，找到了自己。社長又重新捧起書本。

十年後，他進入出版《宮澤賢治詩集》的出版社。

某一天他打牌，胡了一副難得一見的好牌，這時友人說，胡了這種牌會要命的。突然他接到一通電話，他家發生火災。他趕到醫院，還好妻女無事，但房子、所有財產付之一炬。

後來，社長再也不賭博，生活保持清簡，房子也是租的，每天坐電車上班。一年後，他出版了一位無名的新人作家的推理小說，卻成為怪物級的暢銷書，一次一次地再版。

我們無法掌控生命中的一切，但可以控制的比我們想像得多。最重要的，還是幸運的態度，相信自己是幸運的，無論成功、失敗，都能平等看待，依舊能在在厚重的烏雲裡尋找陽光。這個尋找，就在創造幸運。

Chaperter 3

缺乏運動細胞？這樣動就可以

能運動是多麼好命

如果有算命師說，中年以後我會從事運動相關的行業，不只我，我身邊的親友會大聲嘲笑，甚至可能砸了他的招牌。

從小，我就文弱，身形瘦長、不長肉，體育課籃球投不進，跨欄跨不過，討厭躲避球互砸，幾乎每學期結束體育課都要補考。

就讀的國中是籃球重點發展學校，只要身高夠高，都要到籃球場排排站被挑選入隊，也許我的眼神過度恐懼，籃球教練瞄我一眼後，放過我。

但中年以後，運動成為我的護身符。

現在我的清晨儀式是：五點多，至遲六點多睜開眼，掀被起床。寂靜中，梳洗、換衣、喝水，穿上跑鞋、繫好鞋帶，戴上運動手環，出門跑步。汗水淋漓跑完三十分鐘後，在樹下練習瑜伽呼吸法，回家沖個澡，坐上書桌寫稿。

慢跑之所以成為習慣，是因為一場官司糾紛。透過每天晨跑，在陽光的護持下，保持心志穩定，不受干擾，繁忙的工作也能順利進行。

慢跑教會了我，不一定要受外境左右，不管之前多擔憂、沮喪，你可以一次又一次幫助自己回到希望。即使在疫情間，對未來不確定、不安，一覺醒來感覺心裡空空的、呼吸淺淺的，會選擇一堂線上的高強度課程，徹底讓心跳加速，彷彿心臟要炸開一樣；課程結束後，往往會改變視角，好像之前擔心的事情沒什麼大不了。

除了慢跑，我也接觸了肌力訓練，肌力訓練讓我知道，我有力量。我很少會記得一些細瑣的事，但我清晰記得一開始拉起槓鈴，或是做棒式，教練放槓片在你背上時，一瞬間會嚇一跳，因為身體從來沒有承受這樣的重量，但到了第二輪，又好像還好，肌肉、骨骼、神經都在歷經重組，身體也在歷練，突破舒適區，身體比你強得多。

更遑論練習瑜伽超過二十年，陪伴我走過許多路，去到任何國家都會選堂瑜伽課上。二十年一瞬，若只能用一句話，我會說，瑜伽幫助我做回自己。

體位法的練習讓我覺察身體、感受身體，呼吸、靜坐讓人回到當下，而瑜伽哲學更是提供了做人做事的道理。每次一踏上瑜伽墊，我知道回到自己的旅程又再次啟動，如同出發前往瑜伽聖地一樣。

西元前二世紀帕坦伽利（Patanjali）所寫的《瑜伽經》第一句直指，「現在開始做瑜伽」，接下來第二句，「瑜伽是控制意識的變化」，你的不安、害怕、擔心、憤怒、委屈，都有可能被超越，第三句則是「這樣，便能還其本來面目」。

離開總編輯職務後，我獨自去了印度取得師資證照，瑜伽教學成了我的斜槓之一。一位朋友事後告訴我，當我告訴她要去教瑜伽時，她下巴都要掉下來。《瑜伽經》的教導幫助我，無懼外界的眼光，人生就會有意想不到的寬廣。

雖然從此，每個月不會有固定薪水匯進戶頭，但瑜伽大師艾揚格（B. K. S.

Iyengar）曾說：「如果沒有學生來找我，我會說，神希望我投入更多時間練習；學生來了，我跟自己說，神希望我為他們服務。這兩種情況我都視為神的恩惠。」

這幾個運動改變了我的生命，也是我人生中快樂和意義的來源之一。不管你有沒有運動細胞、愛不愛運動，都不重要，運動能激勵你、保護你、支持你，直到生命最終，你永遠都不該遠離運動，你只需要開始的勇氣與實踐的路徑。

利用碎片時間做運動
科學證實二十秒就有效

上班累死、下班帶娃，去健身房鍛鍊、去校園慢跑，根本不可能。有沒有可能抓住碎片時間，用幾分鐘甚至幾秒鐘運動，同樣有效果？

這個想法並不荒唐。科學研究發現，在一整天裡抽空一分鐘，甚至二十秒運動，把運動當零食（exercise snack），依舊能讓你獲得維持苗條、保持體力等運動好處。

一項發表在《應用生理學、營養、代謝》（*Applied Physiology, Nutrition, and Metabolism*）期刊的研究，受試者為一般的大學生，讓他們在二十秒內跑六十階的樓梯，一天兩次，通常在午餐或下午，一週三天。他們在受測前，都有跳躍、徒手深蹲等熱身，運動後也有一分鐘的收操。

六週後發現，和沒有運動的控制組相比，受試者增加了五%的「最大攝氧量（VO_2 max）」，表示心肺能力增強，同時他們也增加了大腿肌力。

不再糾結於沒有時間，不用離開辦公大樓，甚至連衣服、鞋子都不用換，利用辦公室裡的碎片時間，同樣可以運動，同樣有效果。運動零食的概念幫助大忙人找到運動方法。

體育署委託的調查發現，「沒空」是國人無法規律運動的最大理由。而「靜態生活症候群」已經是非傳染病外，全球第四大殺手。靜態生活本身就很要命，要活就要動，為什麼大家不動？造成靜態生活的原因非常多元，找不到時間是重要因子，特別是女性，在會議、工作截止日、通勤、煮飯、照顧家人、洗衣……無止境的責任之間，讓女性擠不出時間，乾脆不運動。

「高強度間歇性訓練（high-intensity interval training, HIIT）」是指結合高強度和間歇運動而成的運動類型，強度達最大心跳八十%以上，就能提供包括降低血壓、控制血糖等好處，時間通常只需六或七分鐘，甚至一分鐘。

更棒的是，HIIT訓練之後，當身體達到最大攝氧量後，身體會啟動「後燃效應（after-burn effect）」，也就是運動完後的三十六小時依舊消耗氧氣，也就是在繼續燃燒熱量。

過去許多人以為HIIT訓練是大量跳躍、全力衝刺到力竭，如許多人熟悉的七分鐘 Tabata 運動，非一般體能欠佳的人所能及。

但這是HIIT和「衝刺間歇訓練（sprint-interval training, SIT）」混淆。衝刺間歇訓練只是HIIT的一種，而HIIT有許多較「平民化」的版本，如跑步機上間歇快走或單車快踏，或在辦公大樓跑樓梯、徒手運動等，只要最大心跳達標，依舊有效。

另一方面，運動強度也是因人而異。對運動選手而言只是輕鬆熱身，對普通人可能已經達到最大心跳，不用操得太凶，去做無法負荷的強度，運動效應依舊得到驗證。

只不過，HIIT安全嗎？二〇一七年發表在《生理、復健醫學年鑑》（*Annals of Physical and Rehabilitation Medicine*）的研究，回顧HIIT和心臟病患者的關係，發現HIIT對心臟病患者安全且又效益。另一項發表在《英國運動醫學期刊》（*British Journal of Sports Medicine*）的巨量資料分析也發現，包括HIIT的心肺訓練，運動效益高於傳統的溫和運動。

如果對運動有健康疑慮，可向醫師諮詢；如果沒有，就該換上運動鞋。「我們想讓間歇性運動盡可能容易、方便，能夠提供足夠的生理刺激、提升體能，」研究者麥馬士達大學運動學教授吉巴拉（Martin Gibala）接受《紐約時報》採訪時說。

之前吉巴拉的研究團隊也發表三組二十秒的騎室內腳踏車的「運動零食」，盡可能快踏，在每次的訓練中停留兩分鐘。六週後，每週三次的運動零食，也能降低十三%死亡風險和十五%心血管疾病風險。

吉巴拉強調，儘管人們不能找出時間運動背後原因複雜，但應該找出方法幫助他們開始運動，就能降低慢性病、肥胖風險，並增進身心健康和幸福感。

疫情期間，我也迷上Strong Nation，這是一種透過Zumba歡樂的節奏，將阻力、負荷、有氧結合在一起的運動，也是一種HIIT，雖然讓我心臟要爆炸，卻常拯救焦慮的我，而且，欣喜的是，體脂率真能順利下降。

走路六個月
大腦年齡逆轉九歲

走路太平凡了，畢竟多數人都會走路，問題在於，你願不願意創造多走路的機會。最新科學發現，只要前腳接著後腳一步步往前走，走六個月，就能將大腦裡的時鐘往回轉。

發表在《神經學期刊》（*Journal Neurology*）的臨床研究發現，只是走路或是其他如騎室內腳踏車等中等強度的運動，僅僅六個月，就能增進年長者的大腦思考敏銳，如果還搭配改變飲食，甚至可以逆轉大腦年齡九歲。

這個研究特別的是，受試者增強了大腦的執行功能，也就是專注力、自律能力、組織能力和達成目標的能力，都因為運動而變好。

此研究共有一百六十位五十五歲以上、沒有運動習慣的成年人，已經有高血壓以及其他心血管疾病的風險，自認很難下決定，記憶不好，也難專注，經過測試也確認有認知功能下降現象，但尚未確診失智症。

受試者隨機分成四組，第一組吃「得舒飲食（Dietary Approach to Stop Hypertension, DASH Diet）」，是一種低鹽、低油、多蔬菜、多全穀，對抗高血壓的飲食方式，這組受試者必須跟隨得舒飲食指南，但不用運動。

第二組被要求運動，但不被鼓勵改變飲食。這組是被監督在心肺功能的運動設施上，他們要做十分鐘的暖身後，再走路或騎腳踏車三十五分鐘。

第三組則是既運動也改變飲食。這組受試者既遵循得舒飲食，還要每週運動三次；而第四組則是接受衛教，不要求改變飲食，也不用運動。

經過六個月，有運動的兩組的結果都展現大腦執行功能進步，只有衛教的那組則認知功能持續下降。

康乃爾大學威爾醫學院阿茲海默預防診所主任艾沙桑（Richard Isaacson）對C

NN說，即使在非常短時間裡從事有氧活動，對大腦依舊有重大影響，「就算你付錢，也沒有人能幫你恢復健康，但你自己就可以，而且只需要六個月。」

改變飲食組心智功能卻沒有太大變化。艾沙桑說：「我必須很謹慎地說，在這研究裡飲食發現沒有幫助，但我相信飲食會有幫助，因為大腦是身體的一部分，任何改變都會影響身體，也會影響大腦。」

運動並改變飲食的那組進步最大。這組整體執行思考能力測驗達四十七分，高於只有運動的四十二分和改變飲食的三十八分，甚至逆轉大腦年齡九歲。

這怎麼算的？第一作者布魯曼陀（James Blumenthal）對CNN解釋，研究之前，這組受試者的平均心智執行能力是九十三歲，和真正生理年齡相仿六十五歲的人相比，有二十八歲的巨大距離，但經過六個月運動和改變飲食，受試者的心智年齡降回八十四歲。

研究人員相信，此研究支持一般概念裡的健康生活形態，可以保護老化的大腦。而且，這是臨床研究，實際將運動放入受試者的測試裡。以往證實生理活動可以增進老年人心智敏銳的研究，都無法證明因果。

不過，也要提醒，運動要成為規律，必須非常方便。

受試者一週走路或騎自行車三次，布魯曼陀對《Web MD》說：「他們不是訓練去跑馬拉松，但幾乎每個人每天都起床運動，並一星期流汗幾次。」

研究人員也認為這研究規模還太小，看不出各組之後的變化，未來還需要更大規模的研究證實。

這研究結果還是令研究人員振奮。因為這群資深受試者認知功能開始衰退，也有慢性病的風險，更是常常久坐。但「無論幾歲，開始永遠不會太晚」，阿茲海默協會科學專案主持人法果（Keith Fargo）接受《Web MD》採訪時說。

走路已經大有效益，但你還是可以讓走路更好。就是將步伐加大，比平常走路大十公分，就能加快速度，增加腳跟接觸地面的壓力，更能鍛鍊臀腿肌力。

站起來，我們出門走走。

走樓梯走紅了！不要浪費上下樓梯的好處

有幾次在捷運站遇到朋友，兩人一同走出站，抬頭看到一層層的樓梯，我順理成章地往上走，她嘆了一口氣道再見，去找手扶梯。

許多人對下樓梯沒什麼好印象，既不能減肥，又傷膝蓋，能省就省。但最近東、西方都開始關注下樓梯的好處。

還是先說不好的。下樓梯時，所燃燒的熱量約是上樓梯的三分之一，而且就如同你平時感受到的，上樓梯讓你喘，對心肺功能比較挑戰，也就是上樓梯時心臟功能比較受到鍛鍊，不過下樓梯也對健康有益，只不過是以不同的方式。

下樓梯是一種肌力運動。因為下樓梯時，大腿股四頭肌如同煞車般，拉長你的腿部肌肉支撐你的身體，這是一種離心運動。離心運動的特點是，肌肉在拉長的情況下負重。雖然離心運動使肌肉破壞撕裂，因此有助於肌肉成長。而且，當你每往下一階，也刺激到骨骼，對骨質密度有益。

下樓梯鍛鍊到的是快肌，一種爆發力相關的肌肉類型。

日本NHK節目曾委託鹿屋體育大學體育生命科學系教授山本正嘉進行研究，他發現，對腿部的衝擊來看，上樓梯時階梯在三十公分以內時，衝擊和走平地幾乎一樣，但下樓梯就高達兩倍。

肌肉受損時，肌肉中的酵素會釋放至血液中，最常運動的檢查數值就是「肌氨酸激脢（creatine kinase, CK）」，CK值也是判斷橫紋肌溶解症的依據。

和上樓梯一千公尺相比，下樓梯的CK值超過三倍。山本正嘉對NHK說：「過去以為只有上樓梯才有運動效果，現在發現下樓梯更是有效率的肌肉鍛鍊。」

從訓練的肌肉來看，上樓梯使用的是慢肌，慢慢出力需要持久，但下樓梯要瞬間阻擋體重往下，用的是快肌，快肌通常用來衝刺或舉重。年紀漸長，先萎縮消失的是快肌。

另外，下樓梯也可能降血糖，預防糖尿病。

澳洲伊迪斯科文大學讓三十位肥胖女性進行十二週的運動計畫。一週兩次分兩組，一組只上樓、另一組只下樓，研究人員再測試各種代謝指標。研究結果發現，兩組都受益，但下樓的那組受試者血糖、胰島素、糖化血色素都變好。而且也增進了骨質密度，同時平衡感也變好。

下樓梯有許多意想不到的好處，上樓梯更是忙人的運動救星，可以強心肺，又練到下肢肌力。

中野・詹姆士・修一接受《日經 Gooday》採訪時建議，加班、工時長或任何找不出時間運動的人，可以將樓梯間當作健身房。因為一塊錢也不用花，也不需要會員資格、不需要買設備，更不需要換衣服。

他建議，前兩個月，拒絕搭任何手扶梯、電梯，全部走樓梯。中野・詹姆士・

修一解釋，「一開始或許會氣喘吁吁，每天持續，一～二個月後肌力和心肺功能一定會提升。」

如果你的目標是減肥，上樓梯也有幫助。

若以體重一百六十磅（約七十二・五公斤）計算，如果你搭手扶梯或電梯，每分鐘只會燃燒一・六大卡，但如果你爬樓梯，上樓梯慢慢走每分鐘燃燒五大卡，快快走則燃燒十一大卡。而下樓梯每分鐘燃燒四大卡。

發表在《韓國運動醫學期刊》（*The Korean Journal of Sports Medicine*）的小型研究裡，研究人員要求受試者在住家或辦公室每天爬樓梯兩次，每次五分鐘，但下樓可以自行選擇，在沒有任何監督的情況下，受試者三週後平均瘦了三・三公斤、體脂肪也減了二・五公斤。

同時，爬樓梯比走路或慢跑，鍛鍊到更多肌肉。爬樓梯時，你會鍛鍊到臀大肌和大腿後側的膕旁肌，想要緊實臀部，爬樓梯是個好選擇。

爬樓梯需要發動不同肌群的肌肉，又讓你有點喘，心臟需要更努力工作，爬樓梯也是一種高效率、低衝擊的有氧運動，對心肺功能有幫助。

瑞士日內瓦大學醫院邁耶（Philippe Meyer）要求七十七位醫院員工走樓梯，不要搭電梯。這群人平常無論工作及居家都是慣於久坐。為期三個月的研究過程中，受試者平均爬樓梯二十三次，比研究前多五次。研究結束後，測量受試者的最大攝氧量，平均增加了三・二ml／kg，更驚喜的是，他們平均腰圍少了一・七%、體脂率減少一・五%。

中野・詹姆士・修一也建議，進入第三個月，你可以增加挑戰，兩階一步加大步伐，更能鍛鍊到臀肌。別忘了下樓，下樓梯和上樓梯鍛鍊到不同肌肉，下樓梯更能鍛鍊到大腿股四頭肌。但記得一步接一步小心爬。

只是，某些狀況就不容許你以爬樓梯作為運動。

如髕骨軟化症。這種疾病是因為膝蓋下的軟骨受損，明顯的癥狀是上下樓梯疼痛，如果又爬樓梯，會使受傷的部位加重。另外，若你有膝蓋、髖關節等相關問題，也請避免。

有膝蓋相關問題的人，有些技巧可幫忙。下樓時用較弱的那隻腳先下樓，有扶手就用，並確定一隻腳穩定後，才踏下一階。

而且並非所有的樓梯都是一樣的。有些過陡、有時候濕滑或樓梯間過暗等，這些都帶來安全上的隱憂。

也有人會說，之所以按下電梯按鈕，不爬樓梯就是因為累。

中野・詹姆士・修一在所著的《下半身，決定你的下半生：每天十分鐘微健身，練好下半身，馬上變瘦、變美、變年輕！》提醒，如果你的工作久站或在外奔波，屬於身體上的疲勞，當然不用強迫自己爬樓梯；但如果是久坐的上班族，疲累來自工作壓力、人際關係等，爬樓梯反而有助於消除疲勞。

如果你沒有關節上的問題，又沒有上述疑慮，每天用樓梯挑戰一下你的肌肉和心肺是好事。

至少你知道，可以爬樓梯取代搭電梯或手扶梯，因為搭電梯不會帶來任何健康效益。

原來練瑜伽的最大好處是提高情商

瑜伽、靜坐、太極等運動在科學上稱為「身心干預手段（Mind-body interventions, MBI）」，發表在《免疫學前線》（*Frontiers in Immunology*）上的研究綜合了世界上十一年來十八項研究、共八百四十六人樣本，發現瑜伽、靜坐、呼吸練習、太極、氣功等身心干預手段可以逆轉基因對壓力的反應，包括憂鬱症與其他壓力衍生的疾病。

當身體處於壓力時，不僅影響心理、生理上交感神經系統受到刺激，會使細胞內的一種叫做 NF-kB 的轉錄因子增多，進而引起身體發炎反應。

短期而言，這是身體的保護作用，但長期而言如果發炎反應持續存在，就會增加罹患癌症、加速老化和憂鬱症等疾病的風險。

然而，平日常做這些運動的人卻表現出相反的效果，也就是細胞的 NF-kB 轉錄因子減少，降低發炎反應，因此發炎相關的疾病風險如癌症大大降低。

環境和生活形態會影響基因，基因不僅會影響疾病、壽命，甚至會影響下一代。如果我們長期處在壓力狀態，便是開啟一連串壓力相關的反應，包括影響特定基因的活動，以及產生發炎反應，進而罹患疾病。

這篇研究的主要作者英國考文萃大學（Coventry University）布理克（Ivana Buric）接受《時代雜誌》採訪時表示：「每天選擇健康的生活形態，即便只是靜坐十五分鐘，就已經改變了基因表現形式。」

加州大學基因研究人員高爾（Steve Cole）曾參與過布理克若干研究，他認為，未來仍然需要更多研究來搞清楚瑜伽和其他形式的生理活動，對基因表現上的差異。

瑜伽除了可以逆轉DNA對壓力的反應之外，你可能不知道瑜伽對大腦也很好。研究人員回顧了十一個研究，和沒有做瑜伽的人相比，瑜伽能影響大腦數個區域，而大腦這些區域和擬定計畫、做決策、控制情緒以及記憶有關。

伊利諾大學研究團隊回顧了十一個關於瑜伽與大腦關聯性的研究。每個研究都使用核磁共振（MRI）或功能性核磁共振（fMRI）檢測參與者的大腦。其中六個研究分析沒有瑜伽經驗的人與哈達瑜伽（最常見的瑜伽課程）練習者。另五個研究則是一半的人不練瑜伽，一半的人一週練習一～二次，連續練習瑜伽十～二十四週。研究者也想知道，這種程度的練習量是否足以改變大腦。

研究人員先發現，瑜伽練習者大腦的海馬迴比較大。海馬迴和記憶有關，當年齡增長，海馬迴會縮小。「海馬迴也是失智症、阿茲海默症第一個影響的區域，」伊利諾大學人體運動學與社區健康系教授哥樂（Neha Gothe）接受《Inc.》採訪時解釋。

研究人員又發現，瑜伽練習者的前額葉與相關連結也比較大。前額葉是大腦的CEO，也就是當你做計畫，以及在多重選擇中做出最對的決定，就靠前額葉運作，也就意味著瑜伽練習幫助你成為更好的決策者，所以往往你在練習瑜伽時，突然想清楚一些煩心的事，也許不只是靈感而已。

瑜伽練習者的杏仁核和扣帶皮層也比較大。而這兩個區域和情緒控管、學習、記憶相關。哥樂對《Inc.》強調，「瑜伽可以幫助你管控情緒」。

過去運動影響大腦的研究，多是有氧運動能強化大腦以及建立新神經元，這個回顧研究證明，瑜伽影響大腦的區域，幾乎和有氧運動一樣。此研究發表在《大腦可塑性》（*Brain Plasticity*）期刊。

「瑜伽不是有氧運動，一定有某些機制帶來大腦改變，只是我們還不知道機制為何，」哥樂對《每日科學》（*ScienceDaily*）說。

哥樂預期，情緒控制將會是瑜伽影響大腦的主因。過去已經有許多研究證實，無論是人類或動物，壓力會縮小海馬迴，因此在記憶測試表現較差。而哥樂之前的研究也發現，只練習瑜伽八週，就可以降低皮質醇（cartisol），就是俗稱的壓力荷爾蒙，也因此在決策、注意力的測試中表現較好。「無論壓力、焦慮、憂鬱，瑜伽練習可以幫助情緒控管，」哥樂再次對《每日科學》強調。

但瑜伽有不同派別，哥樂接受CNBC採訪時表示，最基礎的哈達瑜伽結合體位法、呼吸和靜坐的三大元素，似乎就能影響大腦功能與結構。

看到這些好處，也許你在考慮要練哪一種？

研究發現這也許並不重要，因為這些運動的形式差異很大，但效果竟然相同。「盤腿靜坐與瑜伽或太極在形式上有很大差異，但是只要經常做這些練習，都有降低基因發炎反應的效果」。

很多人都想從靜坐入門，因為只需要一張椅子，靜靜坐著，聽起來很簡單，只要試過的人都知道困難，一開始會因為無法改變心意遊蕩的習慣，不斷失敗。

靜坐有許多法門，數息最為常見。感受呼吸在鼻腔來回，先設定五分鐘，習慣後再延長。

關鍵就是在每次注意力跑掉的時候，原諒自己，再度回到呼吸上。對自己有耐心，及信心。不要失敗就放棄，就像我們面對減肥、早起一樣。

Chaperter 4

—

空間決定你是誰

斷捨離好難？但捨不得是偽裝的浪費

歡迎回家。回到家打開大門，放下鑰匙、脫了鞋，放眼望去這個用一輩子的辛苦換來的空間，或是尋尋覓覓找到的棲身之所，讓你有什麼感覺？放鬆平靜，神清氣爽，或是擁擠雜亂、坐困愁城？

每個家都有自己的故事，從破洞的襪子、塵封的烘焙用品，或是想學卻沒時間的日文學習書，都說著這個家庭成員的故事。

只不過，多年累積的物品帶來的不只是雜亂而已，更影響健康。

發表在《人格與社會心理學通報》（*Personality and Social Psychology Bulletin*）的研究發現，人們如何描述自己的家，可以反映他們的居家空間是療癒或充滿壓力的。當女性描述自己的居家壓力較高時，體內被稱為壓力荷爾蒙的皮質醇也比較高，一整天的憂鬱情緒也比較高。

波士頓大學社工系教授斯蒂基（Gail Steketee）接受《預防雜誌》採訪時表示，居家雜亂超過負擔並不罕見，這時候焦慮就來敲門，「我該怎麼清？從哪裡開始？我沒辦法斷捨離怎麼辦？」

丟掉焦慮，捲起袖子，整理可以讓你變強大。因為整理牽涉決策技巧，在整理過程中，要丟要留，又是為了什麼，幫助你更了解自己。

你要做的就是把東西丟掉，而不是學習更多的收納技巧，把東西東摺西塞、挪來挪去，東西還是會一直在那裡。

萬事起頭難，東西不丟，不會自己消失。家裡最難丟的物品可簡單為分為三類，就是有用的、美麗的和有紀念價值的。

有用的物品實用、具功能性，每天都要使用。日本財經作家勝間和代說，「物品存在的意義是使用，不再使用的物品就沒有存在的必要」。

這種標準其實已經很嚴厲，但偏偏家裡有用的東西還是太多。多數的人可能擁有看似有用，但其實派不上用場的東西。如在不同場合受贈的各式水壺、杯子；妄想要好好做早餐買的鬆餅機；為了重要場合穿的昂貴衣服。這些購買時覺得有用的東西，卻總是待在櫥櫃的最深處，直到清理時才被發現，這些東西都應該從你的眼前消失。

有些很貴，我知道，但知道自己買錯了，它其實沒你想像的實用或會使用到，是一種了解自己的學習，你學到了自己就是這樣的人，不會早起做早餐、重要場合並不多……這是一個珍貴的收穫，謝謝自己，也對即將遠去的東西說再見。

第二種不具實用價值，但很美麗，具欣賞價值，我們往往也難以割捨。但這並不代表具有一點藝術成分、手作或有設計感的東西，都應該放在你家佔空間。十年前出國旅行狂買的手繪明信片，你現在已經沒有感覺；或當時被手作人理念感動所買的皮雕一直放在抽屜，或去花東旅行海邊撿的石頭，這些其實只是好看一點的雜物而已。

如果還能讓你悸動，帶來靈魂的安慰與滿足，它們應該被好好擦拭，放在家裡醒目的地方好好展示與欣賞，其他的應該讓它們離開。

最難丟的，往往就是有紀念價值的。

例如，朋友送的生日禮物、第一次收到的情書，小孩幼稚園時用色紙做的康乃馨，我們擔心丟掉東西，就是丟掉某部分的自己。

事實上，《簡樸生活的實踐：從丟東西開始的豐富人生》作者潔伊（Francine Jay）解釋，回憶、夢想和志向並不存在於物品中。我們擁有的東西並不等於我們，行為、思想和所愛的人才是。熱情已退的嗜好、未完成的志業，那些殘骸已經挪開，騰出空間給新的可能性。

而且，捨不得是偽裝的浪費。我書很多，書架上裡裡外外一層堆一層，許多書壓在下方，開始泛書斑，也曾經因為找不到，買過重複的書。自從賣以及丟掉超過一半的書之後，舊書重見天日，每一本書被好好陳列，常常看到也就會拿出來重讀。我才發現，每個人能夠管理的物品其實是有限的，一旦超過，就會陷入混亂，需要找或忘記放置何處。

整理的技巧很多，各種書籍、影音、資訊不可勝數，愈整理會愈得心應手，因為你更了解自己。

丟東西不是失去，是重新撿回自己，從整理的過程中，幫助你重新釐清自己，你知道對你而言，什麼是豐足、什麼是足夠、什麼是重要，而你正在過豐足的人生，那不是物品所能定義。

為什麼掃不完？因為做錯了四件事

想像你被邀請參觀你的家。一打開門，看到玄關堆著廣告紙、信件，差點被沒收進鞋櫃的鞋絆倒。進入客廳，椅子上堆滿穿過但還會再穿的衣服，茶几擺著喝過的水杯、看過的書籍。沙發破了，一直想買新的，但想到要在網路上比價，要去家具街選購就煩。轉個身，來到餐廳。餐桌上堆滿還沒放入食物櫃的泡麵、罐頭。浴室理應是讓人放鬆的地方，花花綠綠的各種護髮產品、沐浴乳、用了一半的染髮劑還放在置物架上。

你的家說明了「你是誰」。每個人都想創造有益人生的空間，如果你已經嘗試過許多整理、收納的方法，還是掃不完，那是因為你做錯了四件事。

錯誤1　將整理和打掃一起做

其實，整理和打掃是兩件事。

日本整理教主、《怦然心動的人生整理魔法》作者近藤麻理惠說，以前她從沒在過年前把家裡整理乾淨過，往往年都過了，家裡還是一團亂。因為她發現，多數人和她一樣都是邊整理、邊打掃，看到不要的東西就丟棄，接著擦拭桌面和地板，近藤認為，「以這樣做法一輩子都掃不完，年終大掃除當然也會半途而廢。」

「整理是調整自己的內心狀態，打掃則是清除內心罣礙的行為，」她說，也就是家裡東西愈來愈多、變成一團亂時，是自己亂買、捨不得丟、無法物歸原位的後果，始作俑者就是自己。

整理時，只需要判斷東西是否要丟掉，以及決定東西的定位。近藤說，一個個判斷，一個個決定定位，只要做這兩件事，就能做好整理。

但灰塵、汙垢則是每天不知不覺地累積，只要動手，專心致意地打掃，集中心力就能完成。所以整理和打掃要分開。

錯誤2　以為整理就是收納

一般人犯的第二個錯誤就是，以為整理就是收納。《斷捨離：斷絕不需要的東西，捨棄多餘的廢物，脫離對物品的執著，改變三十萬人的史上最強人生整理術！》作者山下英子認為，整理不是把不需要的物品移動到衣櫥或櫃子裡，眼不見為淨就是整理，整理是「把不需要的東西從居住空間中除去」，因為如果不減少幾乎要溢出來的物品，就需要另買收納用的架子或盒子，只能永無止境地收納。

整理不是買新的收納道具，學會更多收納技巧，而是以衣櫃和抽屜決定衣服和物品的數量，沒辦法裝進這空間的，就不能留下，因為雜物移到哪裡都是雜物。

錯誤3　以為從最困難的地方開始打掃才對

《懶惰主婦持家術：拯救主婦心靈，看見整潔新希望的二十九個家務事真理》的作者懷特（Dana K. White）建議，從最容易的地方下手，收拾那些不會讓自己哭哭啼啼、淚眼汪汪的東西。如果一開始就想處理那一大堆有情感牽掛的混亂，只會讓人想放棄。

例如，丟垃圾可能不難，只是先找出垃圾而已。垃圾清掉之後發現，地板乾淨多了，視覺效果讓你有動力往前進。接下來把有家可歸的物品歸位，放好，再繼續找下一個。反覆操作。

錯誤4　斷捨離，就先整理儲物櫃不會用到的東西

一想到要執行斷捨離，有些人馬上衝到儲物櫃，打算從那堆用不到的東西開始。事實上，東西會堆在儲物櫃，代表它們沒有固定放置的位子，整理的過程耗費心力，整理完也累壞了，但視覺上卻沒有改變。

懷特建議，從客人視角檢視家裡。例如從大門看到桌上堆了一堆信件很礙眼，就先處理信件；餐桌亂糟糟，就清掉桌上的雜物。整潔的桌面讓人信心大增，看見進步就會有動力繼續下去，接下來家中就會看到改變。

當然，最好能一直保持整潔，不要一到年終大掃除就壓力破表。但有可能嗎？《德國流物質減法，心靈加法整理術：每天只要五分鐘，環境清爽簡單，人生輕盈沒負擔！》作者沖幸子說，在德國人的觀念裡，「打掃是人生的一半」，也就是說，打掃整理在人生佔了一半的重要性，因為屋子裡井然有序，身邊沒有多餘的物品，自然能度過愉快、整潔又充實的一生。

我常用「一分鐘法則」。如果一分鐘能做到的事，就不等年底用強效清潔劑大刷特刷。例如，洗澡後用水刮板刮掉水霧，就不用往後為水垢煩惱；洗碗後用小蘇打粉清洗碗槽的濾網，不等產生噁心的黏垢才能清除；喝完的咖啡杯用水小沖，不等往後要刷咖啡垢。

既然打掃整理如此重要，就開始動手，第一天動手、第二天動手……第七天動手，不要亂到過年時年終大掃除才動手，繼續做，就會保持整潔。你如此，每一戶人家都是如此。

偽搬家整理術：五十件東西馬上丟

因為採訪之故，我去過不少人的家。雖然工作在身，不免也張開眼睛，看看別人家裡格局如何、書架上有哪些書、裝潢是什麼風格。我吃驚地發現，中產階級的我們，幾乎居家格局類似、購置的家具類似、堆積的雜物也類似，我幾乎沒看過清爽整齊的家。

環顧你家，無法清爽的原因沒有別的，就是東西太多。陳年的照片、陳年的書、陳年的衣服等，一年又一年地堆積下來。搬家時，聽搬家公司的工作人員閒聊，依他們的經驗，往往只要多住一年就多一車，人口沒變、空間沒變，物品卻會隨著時間膨脹。

很多東西我們無法放手，原因很多，有感情、有用、挺漂亮的等，先不管原因，看別人怎麼做。許多人能快速斷捨離，幾乎都是因為搬家、出國等重大事件，有個外力逼迫你馬上斷捨離。

但多數人一生要搬家的次數可能不多，但我們可以用搬家的心情整理。睜開眼，環顧四周，想像你要搬了家，準備了紙箱、氣泡紙，哪些東西你會慎重打包放進箱子，哪些你不會帶走。而搬家時你不會帶走的東西，就代表現階段其實可有可無，甚至沒有也無所謂，就此與這些雜物告別。

搬家時，我們通常也會分區域打包，從客廳、臥室、浴室、抽屜，乃至最上方的櫥櫃，一步步將舊家拆解。你也可以用此眼光看看家中每個區域，把搬家時不會帶走的東西整理出來，賣掉、捐掉或丟掉，家裡馬上就會清爽許多。

甚至數位環境也可以用搬家的心情整理。

我的筆記型電腦螢幕從一條黑線，勉強能使用，到一塊黑條，逼迫我必須換新。但一想到，要把所有的資料、熟悉的設定轉到新電腦就煩心。朋友說去實體店面遇到熱心的店員，願意幫忙這件繁瑣的事，我立刻背了舊電腦前往，但不知是否因為當天客人稍多，雖然我不到五分鐘就決定下單，但對我就沒有這般熱情服務，我收手沒買電腦回家。

後來在雙十一特價，就在網路上買了新筆電。心想，賺到的差額就算自己轉資料的工錢，但我最後得到的結果卻更好。

因為每天工作還是要用電腦，於是先把一定要用的熟悉的輸入法、正在處理的稿件、演講PPT、作者照先轉移過來，以及書籤、我的最愛、常用社群媒體等，其他的之後再說。

於是發現，其他的資料、照片、保留的舊稿好像也沒那麼需要，就一直躺在舊電腦裡。新電腦的桌面乾淨得非常舒心，一舉斷捨離了不需要的數位資料。

《丟掉五十樣東西，找回一百分的人生》作者布蘭克（Gail Blanke）說，只要丟掉五十樣東西，就會啟動某種奇妙的動能，把丟東西變成一種習慣，然後，真正的好事會發生，就是你能掌控自己的人生，生活再也無法擺布你。

以下五十件東西，是我認為不涉情感，不用淚眼婆娑，馬上可以丟的，就從廚房開始。

・廚房

1 免洗碗筷：不環保、不利健康又不美觀，丟。

2 不成對的筷子：這只需要丟，不需要掙扎。

3 有缺角的碗盤：站在衛生的角度，這也不需要掙扎。

4 贈品的碗盤：喜歡、有用的留下，不喜歡的好礙眼。

5 贈品的水壺：我知道你家也有。

6 贈品的刀具：廚房裡總有自己用慣又好用的刀具，那個看來精美卻不俐落的刀子，就說再見吧！

7 過期的健康食品：本來就該丟。

8 過期的醬料：曾經看過一則報導，從冰箱找到醬油的結晶，已經結成鑽石，希望不是你家。

9 有刮痕的不沾鍋：塗料中有含氟化物，是致癌物質，刮傷有溶出疑慮，要不遲疑地買新鍋。

10 鍋內已經出現七彩光的不鏽鋼鍋：資深護理師譚敦慈說，如果鍋內已經出現七彩光，表示可能已經變質受損。

・臥室、衣櫥

1 去年同季沒穿過的衣服：沒有在用的皮帶、太陽眼鏡、帽子都算此類。

2 為了湊運費沒那麼喜歡的衣服：相信你也很少穿，只是佔空間而已。

3 沾到汙垢的衣服：不想要出門被人指這裡是什麼吧？

4 穿不下的衣服：幻想有一天瘦下來可以穿，但瘦下來請去買新衣服慶祝，不要再穿舊衣服了。

5 穿上看起來有小腹的衣服：真的不需要穿上又擔心別人會讓座。

6 發黑的首飾：有空時買銀飾清潔液來擦拭，上次有這個念頭是多少年前？

7 備用鈕釦：總是擔心萬一釦子掉了怎麼辦，後來備用鈕釦愈來愈多，卻發現釦子沒有那麼容易掉。

8 起毛球的衣服：領口變鬆的T恤都算此類。以前起毛球、領口變鬆的T恤都變成家居服，有一天，家居服竟然比外出服還多。

9 旅遊時買的當地衣服：在當地穿或許很有風情，但回到台灣穿，除非你的氣質像潘越雲或齊豫，還是算了。

10 旅遊時買的手環、包包：我很多，搬家時發現有些包包都發黴了，我想你也是。

・客廳、浴室

1 說明書：開始使用新的家電，我們通常會留下說明書，萬一故障出問題時可以翻翻，但這些家電已經使用五、六年了，也過了保固期，說明書可以丟了。

2 髒的拖鞋：以為自己會洗，其實不會。

3 梳子：莫名其妙地有好幾把梳子，但我只有一顆頭。

4 沒那麼喜歡的旅遊紀念品：記憶留在心底，開心胡亂買的東西，離開視線吧。

5 過期的化妝品、保養品：過期了就該丟。

6 破洞或有異味的毛巾：勤儉持家的我也想，毛巾淘汰後可以當抹布，但現在抹布太多在排隊。

7 有油耗味的香皂：就是過期了。

8 贈品或告別式送的毛巾：不符合你的風格就很礙眼。

9 用一半的染髮品：節儉是好事，但通常只是放到乾掉，在浴室很醜。

10 重複買的針線盒：衣服沒那麼常破，你只需要一個針線盒。

・**書房、辦公室**

1 沒有墨水的筆：以為自己會去買筆芯替換，但其實不會。

2 活動的名牌：有環保意識的主辦單位會回收，但有些沒有，留這有何用？

3 一年以上沒翻的資料：以為會有用。

4 買來後一年以上沒看的書：不管當時是不是誤解，買了以為會看，已經用一年證明不會看了。

5 已經懂了的實用書：這類書我很常賣到二手書店，學會了、開始變成新習慣，謝謝作者，但書可以循環給需要的人。

6 買了覺得後悔的書：放在家裡就礙眼。

7 別人送卻從沒翻過的書：證明不需要。

8 紙張：一有紙張就馬上確認該留該丟。

9 字典：按右鍵就有翻譯，應該沒有理由留著厚厚的字典佔空間。

10 不再聯絡的名片：有些甚至連名字都想不起來。

・數位

1 六個月沒用的app：不再用的app佔手機空間。

2 三個月沒點的社團：表示你不需要這社團的相關資訊。

3 總是推坑又買了後悔的購物社團：不想以意志力克制自己的購物慾，就要謹慎過濾吸收的訊息。

4 總是分享內容農場的朋友：分享農場文就罷了，通常為了刺激點閱還常有恐怖的照片，謝謝不用再聯絡。

5 一年沒互動的朋友：表示不互動也沒關係。

6 垃圾信：刪刪刪。

7 不會再用的截圖：刪刪刪。

8 垃圾簡訊：刪刪刪。

9 LINE上不再互動的群組：其實群組裡的人也在期待你自行退出。

10 照片：不想要一直付錢加空間吧！

但也提醒，這是我的清單，不代表這些物品對你沒有意義，你應該基於自己的理由，有自己的「馬上丟清單」，你會發現，原來丟掉五十件東西，原來並不難，而且慶幸自己擁有隨時可以搬家，可以移動的自由。

不復亂和不復胖一樣難？完成兩件事可達標

整理收納最煩的事，就是沒多久又得整理一次，就跟減肥復胖一樣。

大家都知道，物歸原處，但下班後很累，隨手一放比較舒服；也知道，購物時不要受商業促銷吸引，但買一送一只好帶回家，於是家裡東西默默地溢了出來；要讀的書很多，不知不覺又堆成山。偏偏這樣的事情不是一、兩次，這輩子都在整理的修羅場輪迴。

要擺脫這地獄般的輪迴，我自己的經驗是，一開始就要丟得夠多。

多到什麼程度？

就是平面清空，書桌、料理檯、茶几、洗手檯都清空，只放每天必須用的東西。

平面本來就不是囤積東西的地方，而是用來料理、用餐、工作的地方。

第二就是收納空間只能七分飽。收納空間包括衣櫃、書櫃、食物櫃、碗盤櫃等，都必須預留空間。因為如果收納空間剛剛好，沒多久就會塞滿，又得思考、創造新的收納空間，買個收納箱、多個書櫃，還沒找到收納處之前，就會亂放，家裡又開始雜亂。

這兩個前提是必須丟得夠多，但這並不意味著閉上眼爆丟就交差，而是徹底改變生活習慣。

有一組居家 YouTuber 幫自願者拍攝居家改造，原本擁擠雜亂的小房間經過裝潢、設計、整理後，煥然一新，既整潔又有風格，有些屋主看到新家還落淚。但這組 YouTuber 一年後又進行了另一個企劃，回訪之前整理過的家。結果以為已經重生的家竟然又恢復原貌，物品又再度堆積，當初堅持要買的石像，上面掛了衣服，有人看了影片在底下留言「改得了裝潢、改不了生活習慣」。

丟，是練習不執著。其實你的東西沒那麼重要，你可以放手。而且原本以為絕對不能丟的東西，有一天竟然可以放手時，心中的舒爽暢快難以言喻。

《親愛的，我把坪數變大了》作者緩莉舞的故事曾被拍成日劇《我的家空無一物》，緩莉舞丟東西的功力，比提倡斷捨離的山下英子有過之而無不及，家裡空蕩蕩，來訪的朋友說「好像寺廟」。

她把丟東西的界線命名為K點，當你透過整理，原本以為絕對無法丟的東西，卻能帶著感謝或祝福，送出家門。

我原本有一大櫃的小說，至少上百本，從大學時代就隨著我搬了好幾次家。最近一次搬家時，看著陪我成長的小說們，心裡反而生出某種感受，這些書是好大的負擔，光打包就好幾箱，更別說重量，但心裡還是捨不得丟，覺得在生命的某些時刻，這些文字陪伴了我，甚至照亮了我。

直到我讀了《零雜物：讓生活輕盈，讓心更自由》作者Phyllis一篇關於〈書的取捨〉的文章，她指出，讀完的小說馬上處理掉，如果日後想再讀，就再買一本，只不過這樣的事從來沒有發生過。

這個說法讓我徹底解脫，算是突破了自己的K點，一本本小說能賣的就賣、不能賣的就丟，只留下少數小說紀念。我搬到新家之後，也如Phyllis的經驗一樣，還沒發生過後悔想重讀的小說。

我的K點設定在，這物品是否要陪我走接下來的人生。此K點也幫我丟掉過去公司頒贈的「年度最佳員工」、「年度最佳記者」等各種獎牌。要捨棄前也猶豫再三，當時可是拚了命才贏得這些榮譽，但獎牌並不能陪我走向未來，也不能定義未來的人生，拍了照就將光榮留在記憶裡。

丟得夠多之後，接下來對於要進入你家的東西保持警覺。

日本六十四歲部落客《剛剛好的半獨居生活：與自己相處，珍惜具體而微的美好事物》作者Chocolat的建議我覺得很受用。

她建議，買東西時的抉擇點是「如果沒有會很困擾」，而不是「如果有的話會很方便」。當我逛街發現，可以刷烤箱的新型刷子，覺得好像很方便，就會想起這句話，想想是否真的需要，是否有其他的東西可取代，就會放回貨架上。

再下一步就是，不要讓雜物吸引雜物。很多人都有類似的經驗，桌面上只要有一樣東西，沒多久就有一堆東西，接下來就看不到桌面。

放亮眼睛，不該出現在平面上的東西，儘速歸位。不過，正因為東西很少，一目了然，不要一而再、再而三，斷絕累積的風險。

熟能生巧是必然的，也因為東西少，整理時間變少，從此人生不需要整理收納。

Chaperter 5

—

睡眠暴露你的生活品質

別再熬夜了！一晚沒睡是失智的第一步

發表在美國《國家科學院院刊》的研究發現，只要一晚糟糕的睡眠，大腦中的β澱粉樣蛋白（beta-amyloid）就會顯著增加，而這種物質就是妨礙大腦功能的斑塊。

這研究招募了二十個沒有大腦疾病的健康人分為兩組，讓他們在實驗室待兩晚，一組晚上可以休息，另一組則一天剝奪睡眠，另一天休息，兩天後接受腦部掃描。

結果發現，睡眠不足的那組，即使睡眠被限制在只睡五小時左右，大腦裡的β澱粉樣蛋白顯著增加，尤其與記憶相關的海馬迴、和規律睡眠與認知相關的視丘，也觀察到β澱粉樣蛋白明顯增加。只有一夜沒睡就讓大腦裡致病的蛋白增加，這項研究也顛覆了失智是慢性病的概念。

睡眠已經被認為是大腦在清除垃圾的時候。大腦就像一座大都市一樣，經過一整天的運作後，大腦會產生約七公克的各種廢棄物，如澱粉類蛋白質、濤（Tau）蛋白等，這些廢物若不好好清除，堆積將會導致失智或其他神經系統疾病。

大腦這特殊的清理系統稱為膠淋巴系統（glymphatic system），利用腦脊髓液（cerebrospinal fluid, CSF）清潔過濾以及間隙液（interstitial fluid, ISF）交換，過程類似淋巴系統清除器官廢物。

這或許可以解釋為何只熬了一夜，就已經發現β澱粉樣蛋白增加。雖然這次樣本數少，但已經確認睡眠不足對大腦β澱粉樣蛋白的負面影響，未來需要更大、更多樣的人群參與。

影響睡眠的因素很多，有些意想不到的方法卻格外地有效。

・起床出門散步十五分鐘

不需要晨跑或做其他的運動，只需要沐浴在陽光下走路十五分鐘。日本精神科醫師樺澤紫苑建議，因為陽光能活化血清素，幫助我們清醒，而陽光也能重新設定晝夜節律，和太陽公公一起早起。

我有一陣子貪戀追劇，睡眠延後了一小時，看來好像沒什麼大不了，但對於早上工作最有效率的我來說，就是少了一小時的好時光。我就是起床出門曬太陽，用陽光重設晝夜節律，順利回到原本的作息。

・睡眠決戰於早餐

好好吃早餐也會讓你睡得比較好。從早餐開始，多吃牛奶、魚、香蕉、堅果等富含色胺酸的食物，會幫助夜晚釋放褪黑激素。也記得細嚼慢嚥，因為咀嚼下顎肌肉規律性地收緊、放鬆，也是一種節奏性運動，也有助於大腦釋放血清素，迅速神清氣爽。

・不搭手扶梯

活動量太少，也沒時間運動，也是許多人輾轉反側的原因。《最好的睡眠：身兼三職名醫教你讓大腦徹底休息，快速熟睡的三十二項高效睡眠術》作者裴英洙建議，通勤轉乘時，不搭手扶梯，而是去走樓梯，這個決定是一夜好眠的關鍵。

多做一點，因為睡眠比你想得更重要。

不在睡前滑手機一個月惡夢減少、皮膚變好

昨晚睡前做的最後一件事是什麼？在床上用手機或平板電腦聊天、追劇、回訊息或看朋友有什麼新動態。

你絕非特例。

科技調查 Asurion 調查全美兩千位成年人手機使用習慣發現，接近四分之三的人會帶手機上床，睡覺時九十三％的人會將手機放在伸手可拿的地方，甚至十％還將手機放在枕頭下。

睡前滑手機是失眠與影響睡眠品質的重要因素。

國衛院群體健康科學研究所助理研究員級主治醫師林煜軒研究團隊，以開發的作息足跡app，針對六十一位年齡介於二十至五十六歲的受試者，記錄作息

及睡眠時間十四天，並搭配問卷調查，再用收集到的資料分析。結果發現，一整天手機使用時間，每增加一小時，就會延後入睡時間四・九分鐘。雖然睡前使用手機時間僅佔全天候使用時間的十四・三％，但對睡眠週期延後的影響力，卻佔整天手機光源曝露的四十四％。

睡眠週期延後對健康的危害，如精神疾病復發、代謝性疾病、心血管疾病，以及乳癌、攝護腺癌等癌症等。

得不到充分的睡眠，影響白天的工作效率，長期而言也對抗壓能力、自尊心、心理健康產生不利的影響。

不少人都想過戒除睡前看手機的壞習慣，但總是下不了決心，或睡不著又軟弱地拿起手機。

吉列特（Beth Gillette）是《The Everygirl》網站的助理編輯，她自嘲，因為是千禧世代，當然手機不離身。擔心有重要訊息無法即時回覆，她連淋浴時也把手機拿進浴室放在洗手檯上。當然她也和手機一起入眠。

她家人、朋友一直唸她手機用得太凶，加上她發現自己經常告訴朋友，焦慮、壓力大，似乎應該調整手機使用習慣。終於興起一點小小的動機，嘗試不在睡前滑手機一個月。

她誠實地說，一開始有幾天也做不到，但這一個月多數的日子都有把手機放在化妝檯上。

以下是她不在睡前滑手機一個月後的新發現。

．惡夢變少了

吉列特最近幾年睡覺常作惡夢，驚醒後有時還睜眼到天亮，甚至睡前還會擔心今晚是否會作惡夢，這對她的睡眠有負面影響，她也嘗試吃藥物，但沒有改善。

但自從睡前不看手機，惡夢的情況大大變好。如果睡前看手機，幾乎都會作惡夢，而且夢中的畫面栩栩如生。自從睡前不看手機，她注意到，比較少作夢，夢境也沒有那麼清晰。這是幫助她持續睡前不看手機最重要的事。

・早上的焦慮減少了

吉列特曾被診斷為廣泛型焦慮症，自她有記憶以來，每天早上都要為此掙扎。如果當天有大型會議、活動，她都會很焦慮，甚至焦慮得下不了床。

但自從睡前不在床上看手機，她發現起床的感覺比較平靜。過去她睡前還會坐在床上回訊息，一堆事情和點子在腦子轉呀轉，等到事情告一段落，發現已經凌晨兩點了，而且她似乎把每件事都變成壓力。

決定睡前不看手機後，她也因此不在床上回訊息了。早上起床之後會做三十分鐘的腦力激盪，這件事也幫助她沒那麼焦慮。

・比較少半夜醒來

從大學時代開始，因為惡夢和焦慮，吉列特就已經睡不好，而且從來都沒有變好過，一個晚上如果沒有醒來四、五次，就是睡得好。通常醒來後就很難入睡，於是滑起手機，直到眼睛累了才睡著，但這是惡性循環。

吉列特發現，睡前不看手機是睡眠逐漸變好的關鍵。一開始，一晚大概醒來一、兩次，但醒來後，她不看手機，讓自己慢慢再入睡，事實上那些留言根本就可以早上才回。而這改變幫助了她的睡眠。

・讀了很多書

自從不在睡前滑手機，時間不再被螢幕佔領，這一個月吉列特至少讀了二十本書。睡前她回去讀紙本書和雜誌，終於有時間讀以前一直想讀卻沒時間讀的書了。

・皮膚變好了

吉列特很懶得保養，雖然喜歡試用各種新產品，但睡前總是無法好好保養皮膚。而且她總是想，等事情處理完，放下手機才卸妝，等她發現還沒卸妝時，就已經捲上棉被睡覺了。所以她起床時常又冒了痘痘。

睡前把手機放一旁，幫助她可以建立睡前保養的儀式，皮膚變好是因為不再沒卸妝就睡覺，更因此終於有時間保養了。

吉列特決定，一個月後這個睡前不看手機的試驗還要繼續下去，因為她想看看，睡眠品質還能有多美好的改變。

頂尖選手的高效睡眠法：四要四不要

許多世界頂尖選手睡眠時間都很長，如贏得二十座大滿貫的網球名將費德勒（Roger Federer）、NBA球星小皇帝詹姆斯（Lebron James）據說每天都睡超過十二小時。加州大學洛杉磯分校關於「選手與睡眠時間」的研究發現，「睡愈久，選手生命愈長」。

睡覺就是最有用的復健。睡著了，不代表身體停工，不只大腦忙著運作排毒，白天消耗的精力也在睡眠中修補、替換、重建。因為無論是上班、上學或運動，對細胞都是耗損，而睡眠可以修補，並代謝死亡的細胞。

睡眠對選手很重要，更是頂尖選手自我管理的一環。

英國羅浮堡大學研究發現，一天只睡五小時的網球選手發球成功率比平常下降二十五%。比利時布魯塞爾自由大學的研究發現，連續一週睡少於五小時的男性，睪固酮分泌量減少十~十五%。而睪固酮是一種男性荷爾蒙，有增強肌肉、消除疲勞等功效。

卡內基大學的研究發現，睡七小時以上的人罹患感冒的機率是十七・二%，睡少於五小時的人卻高達四十五・二%。

史丹福大學運動醫學部副主任山田知生在所著的《史丹福式不會累的身體》（暫譯）指出，史丹福運動醫學部要求選手們，每天至少要睡七小時，除此之外，還有四點希望選手們遵守。

1 不熬夜也不早睡

就寢時間、起床時間、睡眠長短都要求選手盡可能固定下來。就算偶爾貪睡，也只能多睡一、二小時。「掌握身體的節奏，是不累的身體的入口，」山田知生在書上說。

鬧鐘一響，按掉鬧鐘或手機，睜開眼開始新的一天。身體裡也有這樣的時鐘設定，叫做「晝夜節律」。身體喜歡能預期的事，因為許多情況都繞著睡眠習慣運作，例如一日三餐，或是被稱為壓力荷爾蒙的皮質醇，也是在白天升高，然後逐漸下降。

2 週末不要補眠

就因為固定生理時鐘如此重要，所以沒有補眠這種事。睡眠不能補償，也不能事先儲存，而且一旦打亂生理時鐘，很難恢復。如打亂生理時鐘後，很累想要多睡一點，反而會達到反效果，反而愈睡愈累。

3 睡前九十分鐘前洗好澡

洗澡也會影響睡眠品質，史丹福運動醫學部要求選手不要睡前才洗澡。因為泡澡後，人體的內部體溫會上揚，因此精神一振，但人體內部體溫下降時，人才會有睡意。

如果提升了體溫，過了九十分鐘，體溫下降後，睡意才會襲來。如果睡前才洗澡，會要求選手匆匆淋浴就好。

4 就寢前練習橫膈膜呼吸

正在復健中的選手，不能做強度太高的運動，山田知生就會建議選手橫膈膜呼吸法。吸氣將橫膈膜往下推，腹部膨脹，吐氣腹腔縮小。透過橫膈膜活動，集中自律神經，讓主導放鬆的副交感神經取得優勢，也能修復受傷的部位。

而且選手們也說，睡前活動橫膈膜，也能鬆弛緊張的肩頸，隔天起床時肩頸比較不僵硬。

另外，頂尖選手們為了高效睡眠，也調整了生活習慣，睡前四件事也必須放棄。

1 放棄在臥室以外的地方打瞌睡的習慣

有時候，在沙發上看電視或滑手機不知不覺睡著了，但在非臥室的地方睡著，都無法進入深沉睡眠，睡得不夠好，而且這樣的小寐，其實是身體累積疲勞的象徵。好好換上睡衣、進入臥室，在該睡覺的地方睡覺，才能提升睡眠品質。

2 放棄睡回籠覺的習慣

葛西紀明是日本跳台滑雪選手，連續參加八屆冬季奧運，最佳名次為亞軍，他在《四十歲起，保持最佳狀態：打造不疲累的身體和不屈服的心》寫道，他在平日、假日盡可能維持同一時間起床，由於賽事多半在海外舉行，大部分的比賽都在有時差的狀況下進行，難免有時會想再躺一下或睡回籠覺，但他還是起床確實打開窗戶，讓朝陽曬在身上。

他建議，經常出差、作息不規律的人，更要一早起床讓全身曬到太陽，讓身體重整晝夜節律。

3 放棄開小燈的習慣

盡量維持臥室昏暗，甚至考慮使用遮光的窗簾。日本奈良縣立醫科大學的研究發現，即便只是微弱的光線，依舊會影響熟睡的程度，也會影響晝夜節律。

葛西紀明四處出國征戰，一年有一半的時間睡在旅館，有些旅館的窗簾太薄，光線會透進來，還曾經認真考慮自備窗簾來維持臥室完全昏暗。

4 放棄拿手機進臥室的習慣

《一流的人如何保持顛峰》書裡建議，不只是把手機設為靜音擺在床邊，而是完全把手機放在臥室外。

倫敦國王學院研究發現，裝置只要放在臥室，就會影響睡眠，因為你的心還是會在手機或平板上，依舊會擔心明天的事，有可能影響深睡的時間，也有可能因此失眠。

對選手而言，所作所為是為了發揮百分之百的實力，盡可能預防疲勞與受傷；對我們一般人而言，好的睡眠讓我們更有效率，人生更積極、更有衝勁。

無法放鬆？試試睡眠瑜伽

「我的腦子就是停不下來」、「我一直掛心著明天的事不要出錯」、「我知道該睡了，還是忍不住滑手機」，很多失眠的人這樣抱怨。

也許你試過許多方法，睡眠瑜伽（Yoga Nidra）是一個新的選擇。

瑜伽有許多派別，如強度高、保持流動的八支瑜伽（Ashtanga）或維持在同一姿勢的體位法，也許有些人會吃不消；但睡眠瑜伽從老人到小孩，從沒練習過瑜伽的人也可以，你所需要做的只有躺下來，如果你無法躺下來，就算坐著也可以。

Yoga Nidra 雖然被稱為睡眠瑜伽，但其實是清醒與睡眠之間的意識狀態，由冥想引導，進入一個即將入睡的狀態。睡眠瑜伽是源自印度的放鬆技巧，推廣至全世界，美國陸軍也運用它來幫助軍人從創傷症候群復原，一般人也用來減輕壓力、改善睡眠。

和靜坐不同的是，靜坐依舊在意識活動的狀態，專注在感官、情緒、念頭，讓它們來，也讓它們走，但睡眠瑜伽已經遠離了意識，到達深睡的狀態，雖然你還是清醒的。

睡眠瑜伽也和瑜伽練習最後的攤屍大休息（Shavasana）不同。

攤屍大休息是許多瑜伽練習者的最愛，許多人因抒壓、背痛、減肥等不同原因走進瑜伽教室，卻常因為同一個理由留下來持續練習，就是最後的大休息。

到了練習最終，如同屍體般躺在瑜伽墊上，全部都放下了，來到空的境界，關掉腦中的雜音，來到身心靜定。攤屍大休息就如同去健身房鍛鍊肌肉，最後需要收操，幫助肌肉建立耐力與力量，並安定神經系統，再收拾起身心，回歸日常的生活。

攤屍大休息是自我的放鬆整合，而睡眠瑜伽一直有套腳本，被這腳本所引導，有一個特定的序列帶領練習者來到深度放鬆的狀態。

每一次進入睡眠瑜伽，都是一次全新的感受，躺下來之後，跟隨口令引導，逐步放鬆身體每一部位，去探索似睡、非睡的潛意識空間。

許多人靜坐覺得挫折，心思像猴子般跳來跳去；睡眠瑜伽相對而言容易得多，因為始終有聲音引導。

雖然睡眠瑜伽比靜坐容易，但放鬆讓自己進入，還是需要學。你以為你會放鬆，其實你不會。例如肩膀還是聳起，或飄蕩的心還是跑到明天的行程上；或是開始覺得無聊，想快點去洗澡。

多給自己耐心，就像你鍛鍊手臂二頭肌一樣。

在睡眠瑜伽中，意識跟著引導來到右手，拇指、食指、中指、無名指、小指、手心、手背、手腕，往上到全身軀幹，一直到腿、腳，身體的每個小部位都隨著吐氣感覺往下沉，被地球穩穩地支持。

此時放下你的委屈、挫折、傷心、恐懼。

在此刻，我們可以選擇放下所有的緊抓不放，放下一分鐘、二分鐘、十分鐘、一小時、一天、一輩子。

睡眠瑜伽在YouTube或Inside Timer、Headspace等冥想app有不同時間長度、不同方法的引導，可以選擇適合自己的方式。

放下之後，我們也選擇感受身體的輕鬆自在，穩穩地睡去。

十點睡、六點起
不出一個月
身心就有變化

想睡好、睡足？規律睡眠是一個方法，但容易達成嗎？美國一位編輯進行了三十天挑戰，她將這挑戰過程與結果分享在健康保健平台 Sharecare。

德隆（Olivia Delong）是一位負責睡眠議題的編輯，也就是必須花很多時間了解晝夜節律、褪黑激素等專有名詞的人，但她每天早上還是很難爬起床。雖然她早就知道睡眠規律有助於晝夜節律與睡眠週期，這樣的規律可以幫助睡眠品質，她決定親身試驗這個理論，目標是三十天同一時間上床、也同一時間起床，甚至連週末、假期也一樣，希望能從中受益。

・**晚上十點就上床睡覺**

第一天，她選擇上床時間與起床時間。德隆設定晚上十點，因為這時間還可以煮晚餐、遛狗、看電視等，也不會影響偶爾下班後和朋友相聚。

根據美國睡眠基金會的建議，成人睡七～九小時就足夠，於是她設定早上五點四十五分起床。這麼早起讓她可以起床後先健身，稍做準備後才上班，於是她設好鬧鐘。

後來德隆學到睡前儀式很重要。因為如果要每天晚上都接近同一時間上床，必須養成更好的習慣，所以她採取洗個舒服的澡，洗澡水是薰衣草加浴鹽。因為她有下背痛，薰衣草加浴鹽可以幫助放鬆肌肉，並使心情平靜，能睡得更好。

・**睡前喝花草茶**

後來德隆的睡前儀式又加上喝花草茶。

前陣子德隆為了戒掉低卡可樂轉喝茶，她突然想到，為何不喝點鎮定效果的茶幫助睡眠？洋甘菊茶含有豐富的類黃酮和其他抗氧化物，可以降低發炎、焦慮等，雖然只在動物實驗階段，許多人認為對人類也有效。

德隆的睡眠茶「處方」是洋甘菊、甘草根、肉桂和留藍香（spearmint）等，意外好喝，茶的溫暖也幫助德隆的身心安定。

後來白噪音（white noise）也幫上忙。因為德隆讓她的狗一起上床睡，白噪音可以阻隔室外的噪音，包括狗吠聲，也能幫助她的狗早點入睡。德隆也淺眠，白噪音可以幫助她阻隔夜間所有輕微的噪音。

・假期是個大挑戰

挑戰來了。在感恩節假期期間，德隆返鄉團聚，她必須告訴家人，還是要晚上十點上床睡覺，早上六點鬧鐘就會響起。實情是，她無法堅持相同的睡眠定時，但她還是確保每晚都有七～八小時的睡眠。

因為假期只有幾天，而且睡眠時間還是夠，假期結束後返家恢復原本的睡眠定時沒有太大困難。

另一個實話是，如果德隆的枕邊人沒有同樣入坑，一起睡眠定時，這個挑戰會困難得多。萬一想偷懶，枕邊人也會盯著你，讓德隆不得不起床，而且兩人睡眠時間一致，也比較好安排。雖然德隆的丈夫並非總是十點上床，但會悄悄地滑入床，以免吵醒德隆。

因此，德隆建議，如果你要改變睡眠時間，不只配偶，建議與所有可能在晚上和你聯繫的朋友、同事，公開討論這件事。也許過去他們和你聊天的時間你已經睡了，但隔天早晨你還是會回應。

不過為了十點上床、黎明時分起床，德隆也必須拒絕晚上去喝兩杯的邀約。但是也意味著，她可以做出許多更健康的選擇。例如早上有時間去健身房，也有時間為自己做一頓健康早餐。

過去德隆總是羨慕，有些人早上彷彿廣告明星般，輕鬆、優雅地喝咖啡，擬定一天代辦事項，現在她也變成這樣的人。

因為兩年前，她開始早上去健身，但她總是趕得不得了，壓力重重。現在她可以煮杯拿鐵，拿根香蕉，出門運動前，把當天所有的健康新聞讀完。感覺人生有條理，也為接下來的一整天做好準備，降低了平常的壓力和焦慮。

而且她整天精力充沛。一開始的前幾天有些呆滯，但之後明顯提升了專注力和警覺度，大概早上八點會是最高峰，到下午四點就開始精力下降，晚上九點就已經準備好睡覺了。

雖然睡眠定時並不容易，但成功之後，德隆說：「非常值得。」新的一年她的目標是能有更多的時間靜坐，以及離線。

Chaperter 6

—

吃什麼，就像什麼

生活夠辛苦了
要吃美味的真食物

當你受傷了、受苦了，轉向食物填補空洞，大家都希望人生是這麼容易，但偏偏不是。

但食物的確可以療癒我們，賦予我們精力，給我們能量。日本國寶級料理家辰巳芳子說，吃東西等於呼吸，一日三餐、一年三百六十五天，每一餐都等於生命的刷新。

她解釋，我們吃進去的食物，不僅僅是吃進熱量，而是會和身體交換，成為身體的一部分。食物成為我們的血、肉。

食物帶來的愉悅不僅是生理現象，更來自心理的滿足。《感官之旅》作者艾克曼（Diane Ackerman）認為，食物成為愉悅的來源，源自兒時的記憶。

我們首次感受到快樂，是來自母親的乳汁，伴隨著愛、安全感、撫觸、幸福一起進入口中，而後母親會親手餵食副食品，甚至在口中咀嚼後，再將食物餵進我們的口中，這種強烈的記憶在心中不曾消退。

及長，我們和別人情感交流，朋友在家裡盛情款待的一餐，深化了彼此的友誼：食物滋養你的身體，就像我滋養你的靈魂一樣。

在日本作家吉本芭娜娜的短篇小說〈滿月〉裡，豬排飯是兩人感情深化的那一步。女主角出差至伊豆，吃到「好吃到一個人吃會有罪惡感」的炸豬排飯，千里迢迢飆計程車送去給男主角，把沉浸在喪母悲痛的男主角拉回來。「即便像螻蟻一樣潦倒，還是要做飯、要吃、要睡，必須活下去。」

就算從腦科學來看，當我們品嚐到印象中的食物，大腦的獎賞系統會啟動，中腦的腹側被蓋區（ventral tegmental area）會分泌多巴胺，快樂就會連線。巷口的鹽酥雞、傍晚才出現的蔥油餅，感冒時媽媽煮的雞湯，都會連結大腦深部的美好回憶。

只是，現代生活過量的刺激，讓我們吃得太多，卻享受得太少。外賣的app、手機滑過的廣告、朋友分享的團購美食，都讓我們覺得肚子在咕嚕叫了。

但這是渴望，不是飢餓。而且也可能不是真正的食物。放下食物的好、壞，你可以享受食物。也沒有所謂的「作弊食物（cheat food）」，吃到油炸、高糖、高油的食物，就充滿罪惡感，勉強自己吃無滋無味的食物就覺得自己得分，我們不需內建食物警察，食物更不需要負擔道德上的責難。

雖然食物能撫慰我們，但食物不是特效藥，不能修補、矯正已經發生的事。

累了，你應該放自己假，放空耍廢、什麼都不做也好。

受委屈了，哭泣、獨處和信任的人聊聊都好。

餓了，就應該好好吃東西。

遺憾的是，大腦的獎賞系統在現今過量飲食環境無法好好運作，我們的眼睛、大腦時時刻刻受刺激，不餓不渴也渴望。

而且吃得不理想，常以泡麵、冷凍水餃果腹，也會讓你無力、沮喪、沒有元氣，要和疲憊、失眠作戰。

受苦的時候食物很重要，怎麼吃也很重要，許多人無意識地大吃，但也有很多人完全吃不下。在這關鍵時刻如何好好地吃？

・必須美味

古人嚐百草，得知哪些可以吃、哪些有毒，因此形成飲食文化，憑藉的標準就是美味。

用全身的感官如味覺、視覺、聽覺等去體會食物，不要囫圇吞棗，香氣、鮮味撫慰身心疲憊，連細胞都能感受到喜悅。

從另一個層面看，當我們能夠放下一切，投注全部注意力，並好好享受。就算只是吃這樣的行為，也能提醒我們，抓住痛苦不放，並不符合最佳利益，我們在此刻感受脆弱、委屈，但我們終究能放下，不需要讓這件事影響你一輩子。

・吃真正的食物

這時候你需要來自土地的力量，需要真實的營養，減少添加物的干擾，也就是那些直接來自陸地、海洋或空中的食物。

《真食物聖經：回到食品工業前的健康智慧》作者普朗克（Nina Planck）提出，真正的食物必定歷史悠久，就是人吃了數百萬年的魚、肉、蛋等。有些食物晚進才出現，但也吃了數千、上萬年，如東方的味噌、豆腐，西方的奶油等。由此定義來看，氫化但模仿奶油的反式脂肪，就不是真正的食物；市售的還原果汁也不是果汁。

什麼是真食物？就是進入大賣場，靠邊站的，也就是需要插電的生鮮食物。不需要插電的加工食品通常會在中間排排站。

・善用食物的療癒力

選擇好食物，可以有能力面對未來辛苦的日子。食物中有許多營養素有益於情緒，幫助你好過一點點。

例如抗氧化物可以對抗壓力、減少自由基，幫助身體更有能力處理壓力。抗氧化物高的食物就是各色的新鮮蔬果、全穀類等。

而有些食物讓你心情好一點。因為食物可以影響神經傳導物質，如正腎上腺素、多巴胺、血清素等。如香蕉、雞肉等。

面對艱難的時刻，食物能夠給你助力，而非讓食物主宰你的心情、心智。低頭猛吃，接下來會轉換成小腹肥肉的食物。因為你相信，食物會讓你的生命更強大，只要你願意。

吃飯還是吃麵健康？大型研究提供解答

將熱呼呼的白米飯舀進嘴裡，或是唏唏嗦嗦地低頭將麵條吸入口中，都是人世間的美好享受之一。況且東亞就是稻米生活圈，米飯是餵養我們的主食。

上班族中午走出辦公室覓食，吃飯、吃麵是第一關的選擇障礙，以下的大型研究可以供參考。

所謂精製澱粉，是指在加工過程中，去除了麩皮和胚芽的澱粉。麵包、麵條、烘焙食品等精製澱粉常帶給我們飲食上的樂趣，但一項大型研究警告，當我們吃太多精製澱粉，將會帶來包括心臟病、中風以及早期死亡等後果。但有意思的是，這項研究也發現，吃白米、全穀類卻沒有發現精製澱粉帶來的影響。

這項發表在《英國醫學期刊》（*British Medical Journal*）的大型研究，涵蓋二十一個國家、超過十三萬的參與者、平均歷時九年，試圖找出飲食中精製澱粉攝取量和心血管疾病的關係。

研究人員追蹤了參與者三種不同類型穀類的攝取量，包括精製澱粉、白米和全穀類。精製澱粉指麵包、麵條、早餐穀片、餅乾、烘焙食品等。全穀類指蕎麥等全穀粉製成的產品或如燕麥等的完整全穀類。而白米就是我們熟知的白米飯。

結果發現，和低攝取量的人相比，一天吃超過三百五十克的精製澱粉的人，會增加二十七%早期死亡、三十三%心臟病以及四十七%中風的風險。

而且，精製澱粉吃得多的人也和血壓中的收縮壓升高有關。

該研究的作者利爾（Scott Lear）指出，吃太多精製澱粉已經證實和死亡率與心血管疾病有關，全球都應該降低精製澱粉的攝取量。不過，這個研究並沒有發現，白米、全穀類和心血管疾病風險和死亡率存在顯著關聯。

飲食是慢性病和過早死亡最重要可改變的因子之一。而心血管疾病是全球死亡率的主要原因。利爾接受媒體採訪時也建議，健康飲食應該包括限制精製澱粉的攝取，降低碳水化合物的攝取量，並提升品質。

依據國民健康署公布的飲食指南，全穀雜糧類包括米、麥、玉米、地瓜、芋頭、紅豆、綠豆等，若以熱量攝取兩千大卡計算，攝取量建議一天三碗之內。

以及，你怎麼吃也會影響這一餐的健康程度。如果你吃陽春麵，上面只飄了幾根青菜，或是香香油油的乾拌麵，這一餐將吃進大量的精製澱粉為熱量來源，但如果你到自助餐點了白飯，並有菜有肉，將會均衡得多。

不用畏懼白飯，只需要吃得正確。

飯前或飯後吃水果？破解三大誤傳

吃水果對健康很好，因為水果富含纖維，可以促進腸胃道蠕動、幫助消化；水果裡有維生素、礦物質以及植化素等重要抗氧化物，具有抗癌、防中風、降血壓等好處。各國的飲食指南都鼓勵吃到足量的蔬果，更何況台灣是水果王國，一年四季都有當季的水果上市，更該好好享受水果的各種好處。

只不過吃水果有一些根深柢固的觀念值得澄清。

誤傳1　飯後吃水果如同慢性自殺

在台灣有一個深入人心的說法：要飯前吃水果，不能飯後吃，還宣稱飯後馬上吃水果如同慢性自殺。

先講簡短結論：吃水果不用看時辰，任何時間都可以。

飯前吃水果第一種說法是，若飯後吃，一餐飯裡蛋白質、脂肪、碳水化合物消化完了之後，才輪到水果，水果在胃中停留過久而腐敗酸化。腐敗酸化的水果會導致脹氣、胃酸、胃食道逆流以及相關的症狀。

水果的纖維的確會減緩食物的排空，但會停留在胃中的說法卻是錯誤的。發表在《亞太臨床營養期刊》（*Asia Pacific Journal of Clinical Nutrition*）的研究發現，讓健康的受試者吃燕麥纖維，平均胃排空的時間由七十二分鐘增加為八十六分鐘。

其實，減緩胃排空的時間是好事，表示讓你覺得飽腹的時間增長，也就是讓你吃得比較少，對體重控制有幫助。

但即使水果纖維能讓水果停留在胃裡較久，但胃天生的設計就是會預防長菌的，遑論發酸或腐敗。因為當食物進入胃裡，會分泌胃酸，胃酸極酸，酸鹼值低至pH 1或pH 2，多數的微生物都不可能生長。

因此進一步宣稱因為水果腐敗導致脹氣、胃食道逆流等說法，也是誤導。

誤傳2　飯後吃水果，營養流失

另一種說法是，之所以必須飯前吃水果，因為空腹才能吃進水果全部的營養，尤其是酵素。如果飯後吃，營養素將會流失。

這說法又誤解了聰明的身體，身體如同平穩運轉的機器，隨時都能有效率地吸收來自食物的營養。《健康線上》（*Healthline*）駐站營養師瓊斯（Taylor Jones）解釋，當你吃進食物，胃蠕動擠壓消化分解成小單位，讓小腸好吸收，而平均長達六公尺的小腸，表面積攤開廣達兩百平方公尺，絕對能執行吸收營養的任務，不管你空腹或飯後吃。

某些水果如鳳梨、奇異果、木瓜等，的確有酵素，酵素是一種蛋白質，進入消化道後，因為胃酸、膽汁、胰液等消化液，就會分解成胺基酸，很難以酵素的形式發揮作用。

因此，吃水果有良辰吉時嗎？

任何你能吃水果的時間都是好時間，無論是早上、下午或晚上。因為沒有科學證據證實，下午以後或飯後不能吃水果；況且國民健康署「健康行為危險因子監測調查」發現，台灣人做到一日五蔬果的比例僅十二・九％。

一日五蔬果指的是，三蔬二果，不能互相取代，一份水果約一個拳頭大小，一天吃到兩拳頭。

誤傳3　糖尿病人要飯前吃水果

如果你有血糖問題或糖尿病，更要餐後吃水果，餐前吃水果絕對不是好點子。因為跟著餐點吃水果，餐點有蛋白質、纖維和油脂，胃消化較慢，比較慢到達小腸，也因此血糖的上升速度也能減緩。

上述同一個研究也發現，只要有七・五克的水溶性纖維，就可以減緩餐後血糖上升達二十五%。

水果有許多營養素，健康飲食少不了水果，但適量吃，沒有什麼禁忌。

買回麵包先丟冷凍庫對身體有好處

全世界的麵包控都該慶祝，因為有一個方法讓麵包健康一點。

雖然熱呼呼的白飯令人垂涎，但許多減肥人士知道，冷飯和熱飯相比，熱量減少，升糖指數（GI）也會下降。

因為澱粉類食物放涼或冰過之後，會形成「抗性澱粉（resistant starch）」，抗性澱粉是烹煮後冷卻的老化澱粉。容易產生飽足感、降低食慾，所以吃冷飯會讓人們吃進更少的熱量，對體重控制有幫助。一些動物研究也發現，抗性澱粉可以減肥。

多項研究也表明，抗性澱粉能增進胰島素敏感性。例如發表在《美國臨床醫學期刊》的研究發現，每天補充三十克抗性澱粉，四週後受試者的胰島素敏感度提升到三十三~四十％之間。胰島素敏感度已知是許多嚴重疾病的重要危險因子，如糖尿病、心臟病及阿茲海默症等。

另外，這較難消化的老化澱粉不會在小腸吸收，而是進入大腸餵養腸道菌，因此也被認為對腸道健康有益，有可能預防大腸癌。

吃冷飯或隔夜飯比較好，麵包呢？

麵包因為升糖指數高，許多人吃完麵包或覺得昏昏欲睡，或很快就飢腸轆轆，減肥人士更是避之不及。發表在《歐洲臨床營養期刊》的研究發現，白麵包冷凍後再烘烤，升糖指數降低了三十九％，並大大降低了血糖升高的高峰值。

這份小型研究召集了十位受試者，並為他們準備了自製麵包、市售麵包，這兩款麵包再經過新鮮、冷凍除霜、烤，以及冷凍後烤等不同條件儲藏。讓受試者吃下不同儲存條件的麵包五十克後，在不同時間採集血液。

結果發現，冷凍麵包解凍後再吃，升糖指數降低三十一％，更好的消息是，直接烤冷凍的麵包，而非解凍後吃冷的，升糖指數下降更多，比新鮮麵包降低三十九％。

不過，如果你經常腹瀉、脹氣或有腸躁症，麵包冷凍就不是好主意，不好消化的澱粉有可能讓你的症狀更糟。

而且，不要以為把麵包扔進冷凍庫後，就能麵包吃到飽，也不可能因此減肥。

但將麵包丟進冷凍庫再烤來吃，是讓你所愛的麵包有健康一點的選擇。

起床就喝一杯是壞習慣！最不適合喝咖啡的兩個時間

成千上萬的人早晨起床喝一杯咖啡，才能清醒，成為他們的清晨儀式，但也許這個儀式壞處多過好處。因為這時候是最不適合喝咖啡的時間之一。

起床就喝咖啡，是喝咖啡的最糟時間之一。因為一早醒來，身體裡的皮質醇濃度還在巔峰，讓你警醒、充滿幹勁，也就是自古以來，身體原始設定驅動你出門覓食或工作。

之後皮質醇濃度開始下降，注意力開始渙散，也就是你起床後一・五至兩小時後，大概在九點三十分到十一點之間，才最適合喝上一杯咖啡。

不過，身體還有極高的皮質醇時，喝了咖啡、攝取了咖啡因，對身體有什麼傷害？

《時代雜誌》的報導指出，被稱為壓力荷爾蒙的皮質醇，用來應付壓力和降低血糖。如果身體製造較少的皮質醇，就會需要喝更多的咖啡因補償，形成惡性循環。

另一個影響是，當我們早晨長期習慣一杯咖啡，會增加對咖啡因的耐受性，也就是要愈喝愈多才會清醒，因為咖啡因取代了天然的皮質醇讓身體清醒的效用，也就是那一杯咖啡讓皮質醇去放假，久而久之，就需要更多咖啡因讓你清醒，惡性循環就啟動了。

只要容易成癮的事，都有極大的挑戰。我也是起床需要一杯咖啡的人，也不認為自己有一天可能戒掉。後來發現，早上其實精神不錯，那杯咖啡當飲料的角色居多，所以早餐若有飲料，如優酪乳、豆漿或牛奶，不見得需要咖啡。

咖啡愛好者可能開始大聲抗議，優酪乳和咖啡天差地遠，慢點，我還用了另一個新習慣取代舊習慣。舊習慣是起床運動、吃早餐配咖啡再寫作，現在是起床運動、寫作，吃早餐（沒有咖啡），再坐上桌寫作，開始精神混沌、靈感受阻時，來一杯咖啡，這時深深感受到咖啡的魅力，也就順利地將咖啡時間移到起床後一・五至兩小時後。

另一個不適合喝咖啡的時間是睡前六小時，也就是如果你習慣十一點睡，下午五點以後就不要喝咖啡，尤其是有睡眠問題的人。

昏昏欲睡是因為大腦裡一種神經傳導物質腺苷（adenosine）和受體結合的結果。而咖啡因的結構和腺苷類似，率先與腺苷受體結合，讓人保持警醒。

咖啡因的半衰期，也就是體內咖啡因的量減少至一半的時間，約六小時，不過代謝速度因基因而異，這也就是有些人只是早上喝了咖啡還是會睡不著，也有些人喝了四、五杯依舊可以入睡的原因。

不過也有人慶幸，就算傍晚後喝了咖啡依舊睡得著。但就算睡得著，還是會影響睡眠品質。

發表在《科學轉化醫學》（*Science Translational Medicine*）期刊的研究指

出，咖啡因會將生理時鐘往後延，縮短睡眠時間；咖啡因也會減少快速動眼期（REM）的活動，也就影響了深睡的品質，深睡不足又讓你醒來時精神低落、注意力無法集中，又得來杯咖啡。

過去人們以為喝咖啡可能損害健康，但近年來喝咖啡對健康的好處證據愈來愈多。例如可以降低肝癌、乳癌風險，也有益心血管健康，也能預防糖尿病。

不過咖啡要喝對時間，降低壞處、保留好處。再來一杯咖啡吧！

瘦不下來？醫師總會問你三個問題

日本精神科醫師奧田弘美為二十多家企業擔任心理諮商與健康面談的工作，常被客戶的員工詢問體重相關問題，如「最近太胖了，要怎麼瘦下來」？或「如何不繼續發胖」？每次被諮詢體重，奧田總會問他們這三個問題：

1 你肚子餓了才吃嗎？
2 八分飽就會放下筷子嗎？
3 睡前三小時不吃東西嗎？

奧田接受《日經Gooday》採訪時表示，來找她體重諮商的人中，沒有任何一個人三個問題都答「是」；相反地，無論幾歲，維持良好體態、不發胖的人，幾乎三個問題都回答是。發胖與否不是運氣，也不是體質，而是長時間累積的飲食習慣。奧田弘美總是給這四個建議：

習慣1　不到空腹不吃

肚子完全空腹，是指之前吃的食物熱量完全消耗完，血糖值開始下降；相反地如果還沒到空腹就吃東西，之前所吃食物的熱量尚未消耗完，如果再進食，過剩的熱量會累積成脂肪。

容易胖的人往往因為「看起來很好吃」或「不吃可惜」等原因，肚子根本不餓就吃東西。也會因為同事在下午分食零食，不好意思不吃，或因為壓力大找甜食入口，建立了肚子不餓依舊吃東西的習慣。

空腹感是最好的調味料。如果養成習慣不餓就不吃，肚子還沒有餓硬要吃，會覺得很痛苦。為什麼一定要養成空腹才吃東西的習慣？奧田弘美認為，因為在空腹時吃東西，印象中清淡或健康的粗食，依舊覺得非常美味，就容易養成不發胖的習慣。

只是維持空腹到吃三餐，依舊要營養均衡，不能肚子一餓就吃高油或高糖的食物。

習慣2　黃綠紅1：1：1

黃色是指醣類，綠色是指蔬菜類，紅色則是指蛋白質。飲食中，這三者組合血糖不會急速上升下降。如果要減肥，代表醣類的黃色可以減少成〇・五。

美國農業部早在二〇一一年就發表「我的餐盤（My Plate）」，成為美國飲食指南的標示，一個圓形的盤子約均分成四個區域，各是水果、蔬菜、蛋白質、穀類，盤子外再加一個乳製品。美國前第一夫人蜜雪兒・歐巴馬（Michelle Obama）強力讚賞「我的餐盤」的概念，認為簡單易懂，透露他們家就這樣實行。

而台灣版的「我的餐盤」則建議，飯和蔬菜一樣多，蛋白質的豆魚蛋肉類則為一掌心。

習慣3 注重吃的順序

如果要有瘦身效果，更要注重吃的順序。綠紅黃三大類，也就是蔬菜、蛋白質和醣類，先吃綠色，然後紅色和黃色。

先吃蔬菜墊胃，可以先打底，有飽足感，而且多數的蔬菜可以如同柵欄般，防止血糖急速升降。之後吃蛋白質，因為蛋白質消化過程緩慢，可以延長食物停留在胃的時間；如米飯、麵食的醣類則放在蔬菜和蛋白質之後，那時已經略飽，可以幫助你無痛減少分量。

台大營養學博士吳映蓉提出類似的「逆轉餐盤」概念，在每餐不狂吃、控制熱量的情況下，同樣先吃蔬菜，再吃蛋白質，再吃醣類，最後吃水果。

習慣4 晚歸時分兩頓吃

睡前三小時如果還吃東西，就是在血糖最高、代謝最低的情況下，進入睡眠，吃進的食物容易變成脂肪。

如果加班，晚上七點左右，可以吃點三角飯糰或麵包墊肚子，讓血糖上升，大腦有能量幫助工作效率，如果餓著肚子加班，會影響思考和工作表現。

加班回家後想吃宵夜，則減掉醣類，只吃綠色（蔬菜）和紅色（蛋白質），例如超商的沙拉、茶葉蛋、味噌湯等，不過只要吃五分飽就好。

不需動用意志力，吃無油、無鹽的食物，建立習慣，靠著習慣力幫自己漸漸瘦下來。

Chaperter 7

—

任何時候，都給自己最溫暖的擁抱

受苦的關鍵時刻
你需要靜靜站著的勇氣

一離職時，我在路上遇到認識的人常常被誤以為退休了，一開始我還忿忿不平，覺得自己的年齡離退休甚遠，難道外表保養得如此差？

後來才知道，上班時間還在街上晃，是不尋常的事，退休的問法已經是客氣了。

韓國作家具本亨離開一家待了二十年的跨國企業後，最令他難忘的經驗是大白天一個人搭公車非常彆扭，一直會遭受路人的眼光，「這個社會將平日白天的自由視為不尋常」。

一離職後，為了擺脫這「不尋常」，有些人會主動約人見面，一方面透露已經離職了，正在尋找新東家；另一方面朋友、同事也會約吃「離職飯」，透露之前你不知道的事，也和你同仇敵愾一番。

因為難以忍受不確定，也有人會覺得「應該做些什麼」。平白多了那麼多時間，想著過去的同事、競爭者都還在努力上班著，只有自己落後，愈想愈心慌，上課、考證照或是找個臨時差事。

不過，缺乏理智狀態下所做的決定與行為，常常只會帶來後悔的結果。這時候不必弄清楚之前發生的所有事，因為那些事情以後都不重要；也不需要在現在規劃未來，糊裡糊塗再度投入職場，人生常會重蹈覆轍。

這個關鍵時刻，最好什麼事情都別做，直挺挺地看生命要告訴你什麼。因為只有在孤獨的時候，才有可能檢視自己、回顧人生，聆聽發自內心的聲音。

在神話故事裡，通常以英雄被吞噬進蟒蛇或大魚隱喻這種「深刻的徬徨」，但英雄往往很樂意鑽進怪物的肚子中探路徬徨，朴勝晤與洪昇完合著的《慢轉的力量：九種蓄積能量模式，與十八位名人的生命故事》裡指出：「在轉變的過程中，這樣的痛苦與混沌是再自然也不過，不要被恐懼籠罩或試圖頑強抵抗。」英雄在黑暗中並非毫無畏懼，他們一樣害怕，只是他們願意往黑暗再跨出一步，尋求比恐懼更具意義的事。

現在你需要的不是新的計畫與堅定意志，反而是修復、放下、清空，靜靜地凝視自己。

不需要緊抓著痛苦不放。如果和這些恐懼、痛苦對抗，認為自己有一天要讓別人刮目相看，或是要讓傷害你的人後悔等，你抓住這些感受會更難受，更加心情難平。

一旦放下，這些感受會變輕。聽起來很八股，但當你往前走的時候，所有事情自然而然就被拋在腦後了，不管是你或對方。

雖然八股，但這並不容易，因為人天生是往外看的，看到和別人的競爭，看到別人的傷害，也因此怪罪別人。

當個受害者很容易。你現在的痛苦部分來自別人，部分來自大環境，句號了結，短時間可以自憐自艾，但對未來的自己並沒有好處。

這時候疼惜自己，向過去的自己說辛苦了、對不起，好好睡覺、好好吃飯、好好走路、好好運動、好好呼吸，和大自然說聲嗨，先活得像人再說。

有些人會選擇單獨出國旅行。一個人旅行被迫勇敢，需要做許多決策，更要和自己在一起，在陌生的環境裡，有時候要為自己挺身而出，有時候要懂得保護自己，更重要的是只和自己在一起，這時候才發現自己比想像得更強大，也更柔軟。

美國詩人瓦格納（David Wagoner）寫道：「靜靜地站著，森林知道，你在哪裡，你必須讓它找到你。」

乖乖地站在黑暗的森林裡，就會慢慢適應黑暗，專心地凝視內心，會看到閃閃發亮的東西，一直在等著你。

這時候你只需要靜靜站著的勇氣，像位戰士一樣。

修復隱性疲勞
假日不要有任何安排

身處數位時代，行動科技讓我們二十四小時和工作綁在一起，工作和生活的界線愈來愈模糊。追不完的工作，我們都累了，但依然要繼續追趕。

疲勞是累積的。東京疲勞睡眠診所院長梶本修身在所著的《隱性疲勞：無論怎麼休息都疲累的真相》（暫譯）中指出，在疲勞的第一階段人會開始倦怠、提不起勁，即使休息、充電也無法提振精神；第二階段則是昏昏欲睡，無法專注，因為腦中超過數千個腦細胞必須合作，但重複性地使用同一個迴路，大腦不斷催促身體休息。

但有時候，明明累了，卻感受不到，因為成就感掩蓋了疲勞，但疲勞並沒有消失。

例如，為了某個專案熬夜幾天，雖然身心俱疲，大腦的眶額皮質（orbital frontal cortex）將疲勞訊息傳遞到前額葉，但專案大獲成功被眾人讚賞，前額葉的興奮物質會消除疲勞訊息，但疲勞並沒有消失，變成了隱性疲勞藏在身體裡。

日本精神科醫師、為二十家以上企業提供身心諮商的奧田弘美，提出以下的現象供檢視：

- **無論工作或人際關係，比以前容易在小事上鑽牛角尖。**
- **有時晚睡、有時早醒，能夠熟睡的時間變少。**
- **常常覺得身體懶懶的。**
- **雖然還不到就醫的程度，但比以前頻繁胃痛、拉肚子、便祕或肩頸酸痛、頭痛、耳鳴等。**
- **假日就算計畫去旅遊或進修，卻懶得出門，勉強自己出門後，馬上就覺得很累。**

如果以上徵兆多，你可能已經有隱性疲勞現象，奧田弘美建議，假日不要有任何安排，當作珍貴的休息日，讓自己處於「存在（being）」模式，取代「做（doing）」模式，不要做任何事、去見任何人，只待在家裡。

因為只有暫停抽離才能恢復身心能量，更能應付工作、生活上的挑戰。這不是逃離，而是需要休息，讓自己調整神經系統、補充能量。

德國社會學家索能塔格（Sabine Sonnentag）和研究團隊針對文書職員、軟體工程師、公務員、老師、自雇者等研究休息與工作表現的關係，她使用多種量表，包括測量休假以及從工作中抽離對工作表現的影響，週末休息對週間體力的影響，以及度假後對工作滿意度的影響等，結果非常一致，不因產業別而影響，員工如果有機會休息，抽離工作，或將精力、體力用在工作之外的地方，不僅能提高效能，與同事互動更佳，更能應付工作上的挑戰。

在隱性疲勞期，可以適當地取消假日進修。如為了取得證照，假日不得不進修、研習，但進修難免消耗體力、力氣，在這段時間假日進修要適度地減少。

也不需要勉強自己揮汗運動。雖然許多專家建議，一週至少一次強度略高的運動，長期而言對身體有益，但在身體累積疲勞之際，不需要勉強自己從事登山、長跑、重訓等激烈運動。

也不用和不熟的人見面社交，就算約相熟的親友見面，也約下午為宜。因為和不熟的人見面會讓交感神經緊張，無法放鬆；就算和相熟的親友碰面，因為要設定幾點起床、幾點要到哪個車站見面等，也會讓前一晚不容易進入深度睡眠。

也可以允許自己多睡一點。雖然一般建議，假日不要補眠，盡量和平日睡眠模式相同，維持一致的睡眠時間，奧田弘美認為，如果經常加班、晝夜不分的人，為還清睡眠債，可以在上午十點前好好睡一覺。

好好睡飽之後，沒有任何聚會，沒有時間的約束，也不做家事，下午到附近的公園散步或去附近商店、商場逛逛，或做做簡單的伸展，這一整天讓身心都自由。等到疲勞消除後，回到正常體力時，再去從事有點強度的運動或參加短時間進修。

但假日沒有任何安排，並非放縱，喝酒、暴吃甜食，一整天玩著讓交感神經興奮的線上遊戲，或是三更半夜仍在追劇，那不是放鬆，而是聽從你已經不健康的心。

忽視休息會付出過勞代價，已經隱性疲勞的你，不需羞愧、沒有罪惡感，徹底抽離、什麼都不做，好好休息吧！

大腦不過勞
每季定一天「懶惰日」

過勞你很熟悉，工作做不完、壓力大、睡不好，覺得無力再承擔外界的期望，甚至對自己的期望。但有沒有一種可能，其實你身體還好，但大腦喊著「我不幹了」？

一整天也沒做什麼特別的事，但一想到工作就煩，容易忘東忘西、沒有耐性，常常肩頸酸、下背痛，這些可能因為長期慢性壓力累積，導致大腦與身體無法順利運作。光從大腦來看，大腦長期過勞，已經無法轉換冷靜或活力模式。

大腦的壓力是真實存在的。從功能性核磁共振（fMRI）、定量腦波圖（qEEG brain scanning）會發現，負責記憶的海馬迴細胞，因為長期的壓力荷爾蒙皮質醇影響，已經呈現阻抗。

中國醫藥大學新竹附設醫院身心科醫師周伯翰曾針對六十八位勞工，以近紅外光腦光譜儀，檢測大腦中的前額葉，以了解過勞對人腦功能的影響。結果發現，工時長、過勞指數高的人，大腦比較遲鈍、反應變慢、注意力與記憶力較差，此研究已發表在國際期刊《科學報告》（*Scientific Report*）。

如果從定量腦波圖來看，過勞的腦會呈現回應負面情緒的ā波過多，導致無法關掉腦中碎念的想法與念頭，出現煩心、疲累或無法深睡等情況。

而且，腦過勞受傷的不只是大腦。腦過勞對身心會產生複合性傷害，如焦慮、冷淡、累、肩頸或下背疼痛，但往往就診時，卻一切正常找不出原因。

大腦減壓了，才可能釋放壓力；大腦休息轉化，身心才能重新恢復活力。你可以試著這樣做。

・**建立疲勞指標**

日本上班族流行一個疲勞指標，「缺席、遲到早退、訴苦、效率低落、出狀況、說出想離職」等，每個指標的字首發音剛好是「小氣的居酒屋」。

《最高休息法》作者久賀谷亮，在《腦力回復》一書裡建議，將自己的疲勞指標控制在七十％以下。七十％是指下班回家後還能做一件家事的程度，如摺衣服或洗碗。如果回家後還能和家人說說笑笑，表示疲勞程度還好。

但如果回家後對家人板著一張臉，連洗碗都無法，只想回房休息，或動不動就對家人發脾氣，就表示太累了，要給自己和大腦抒壓的空間。

・**每季定一天「懶惰日」**

懶惰日（Lazy Day）是正念療法衍生的概念，雖然許多人已經習慣填滿行程，但練習為自己保留空白時間，享受無所事事，將專注力閒逛、漫遊，不要覺得停下來有罪惡感，因為暫停有助於修復，恢復元氣，才能幫助大腦專注。

・讓自己言行一致

努力讓自己言行一致，可以提升心理韌性，也就是說做你相信的，不要自己騙自己。史丹佛大學心理學博士麥高尼格（Kelly Mcgonigal）在所著的《史丹佛大學心理學講義，人生順利的簡單法則》說，每天早上她都會思考自己的「中心價值」，接著確認當天工作內容裡，最重要的價值觀為何。如果行程太滿、太多事情要做，就重新確認自己真正重要的事，放掉或調整不重要的事，「不要因企圖心迷失，導致混亂、不滿，總是在瑣碎的不滿上鑽牛角尖」。

人生無法躲掉壓力、挫折、不安，從宏觀角度看自己，當自己身心的主人，才能重新找回活力。

三十天靜坐實驗：更平靜、更好睡、更靠近自己

自從疫情升溫，必須宅在家之後，我開始睡前靜坐。不為什麼，只是因為時間太多了，想做以前一直想做，但沒有成為習慣的事。

身為瑜伽老師，沒有規律靜坐，是有點丟臉。我當然體驗過靜坐的美好，如專注、平靜、放鬆，但或許益處不明顯，靜坐斷斷續續。一直以來，我用晨跑後的呼吸練習（pranayama）代替。也就是晨跑完，練習瑜伽呼吸法二十分鐘，並靜靜坐著。但疫情下連晨跑都不行了。

另一個推我一把的原因是，我不想再和腦中的小伙伴打架了。今天有點累，不想靜坐；今天和朋友聚會晚歸了，所以明天再靜坐長一點好了。永遠都有理由和自己討價還價，我想要老老實實地靜坐。

沒想到這也是一種法門。暢銷書《真原醫：二十一世紀最完整的預防醫學》作者楊定一與女兒楊元寧合著的《靜坐的科學、醫學與心靈之旅：二十一世紀最實用的身心轉化指南》裡提到，「只管靜坐（shikantaza）」是不需要解釋任何靜坐的方法，沒有什麼事是重要的。只管靜坐，是眼前唯一的一件事，而這個法門特別適合現代人。

這是我靜坐三十天來的發現：

・睡得比較好

我睡眠正常，只是二、三點時容易醒來，有時順利地再次睡去，有時開了燈或撈了手機看，就會影響睡眠，以致影響隔天的生活品質，白天會覺得必須撐著。

我知道靜坐能帶來許多健康益處，但沒有深刻感受過。這次靜坐實驗讓我眼睛睜開時已經天亮。

發表在《美國醫學會內科期刊》（*JAMA Internal Medicine*）的研究發現，靜坐有助睡眠品質。此研究將四十九位有中度睡眠障礙的成年人透過六週的正念靜坐，和只是透過衛教的對照組相比，靜坐組的人更少失眠，白天也較不會倦怠。

研究人員認為，靜坐可以增加幫助睡眠的褪黑激素，也能激發腦中控制睡眠的部位，也能降低心律、血壓，這些都是人們在進入睡眠的前半段身體會經歷的變化，而我們透過靜坐就可以啟動這些改變，促進睡眠。

・覺察細微

進入靜坐前，我還是會先練習瑜伽呼吸法。我每晚練習的鼻孔交替呼吸法，是透過左右鼻孔交替呼吸，調和左右脈，也平衡情緒。

我發現，每天呼吸都不一樣長，有時候深長，有時候短促。右鼻孔比較常塞住，但沒有規律。

這是件小事，卻或許是貼近身心的一大步。《心靈的傷，身體會記住》作者、波士頓創傷中心醫療主任范德寇指出，「除非我們能深刻地體會及詮釋身體的感覺，否則我們無法真正認識自己」。也就是說，用好奇心來接近身體，每件事都會轉變。

轉變什麼？你重新和身體建立溫柔的連結，你懂得感受身體，例如緊張的時候肩膀往上聳，害怕時突然覺得胃部空掉，焦慮的時候想吃個甜點……透過身體這些細微的感受，你不會忽視自己經歷了什麼，而放任情緒挾持你。你知道情緒上鉤了，身體開始反應了，覺察並打斷了以往的情緒慣性，讓情緒像風一樣來，也像風一樣飄走。

・焦躁感遞減

冥想app很多，如Headspace、Calm等，我用「Insight Timer」來設定靜坐時間。一開始設定十五分鐘，時間到會被設定的鐘聲嚇到，於是覺得可以逐步拉長，但拉長後，開始覺得焦躁，心裡數著等待結束。

但等待的過程中卻也明白，鐘聲總會響起的。這個想法也幫助我意識到所有事情都不是永久的，不需要去逃離「不自在」，我們其實可以「淡化」緊抓不放的感受，就算在疫情期間的焦慮、不安、無聊、無望感都是。

「留意消逝」是幫助我們走過深沉痛苦的技巧之一。美國靜坐老師楊增善（Shinzen Young）為文〈消逝的力量〉（The Power of Gone）指出，當我們必須走過身體的痛苦、深切悲傷、混亂情緒時，覺得沒有什麼可以依靠，若某種感覺淡了，或某種想法不在了，留意它、記住它，這種留意就是你覺察到意識轉變的關鍵點，例如原本很煩，但一部分的心煩消失了，至少你可以為自己煮碗麵。

這種技巧幫助我們不那麼「黏住」舊有的感受，而能專注在新的消逝或新的感受，這也是一種小小的解脫。

・分心不是破功

另外，很多人覺得很難靜坐，因為念頭飄來飄去，根本沒靜下心來。我也會，甚至想起很久以前傷心的事，連自己都很訝異。

這代表靜坐破功了嗎？並不是。

費里斯（Timothy Ferriss）在自己的 Podcast 節目裡，採訪過超過百位的世界級專業人士，這些高手有八成的人平常都會靜坐或正念練習。費里斯總結，如果靜坐二十分鐘，但十九分半都在想著代辦事項和先生的爭吵，或只是東想西想，就算只有一秒鐘，你把自己拉回來，就是一次「成功」的靜坐。因為華盛頓內觀禪修同好會創辦人布拉赫（Tara Brach）告訴他，靜坐是在鍛鍊一種把注意力拉回的心智肌肉。

· **擁抱脆弱**

最後幾天我發現，Insight Timer 裡有引導功能，裡面有超過一萬五千位引導師錄音引導，並設有各種主題，如釋放焦慮、在工作中正念等，我隨便選了一個。

在床邊，昏暗燈光下，引導師穩定的聲音、輕柔的音樂帶領你，關注呼吸的吐納，接下來從頭頂、額頭、臉、肩膀，一路往下到腳底掃描身體，特別關注在下背，多給它一點溫柔和呼吸。

身體若有任何緊張、壓力讓它們走，心裡如果還有任何委屈、不安，讓它們走。最後，引導師說「你是安全的、你是有希望的、你是快樂的」，一開始還有點嗤之以鼻地笑出來，我還需要你告訴我快不快樂嗎？但後來，卻鼻子一酸，默默地流下眼淚。

原來內心依舊期待著仁慈、溫柔、安慰，我可以承認脆弱，承認不安，承認擔心，但我也願意透過靜坐，開放自己，給自己一個擁抱。

靜坐並不需要淨身焚香，也不需要盤腿，採取輕鬆舒適的坐姿，可以將臀部肌肉往外撥，感受坐骨紮地，脊椎往上延伸，雙手放在大腿或膝蓋上。靜坐有許多法門，數息是最常見的技巧，就是專注於吸氣和吐氣。

無論你打算早晨或夜晚靜坐十分鐘或二十分鐘，尋找一個安靜的房間或陽台，告訴家人，這段時間對你至關重要，「請勿打擾」。或者，每次搭乘捷運或公車，靜靜地調息靜心，就算只有兩分鐘，出站時都覺得平靜許多。

年輕時曾為僧侶，後來創辦 Headspace 推廣正念的帕帝康（Andy Puddicombe）在《Headspace 冥想正念手冊》提到，冥想（靜坐）並不是要使你變成一個不同的人、一個全新的人，或是一個更好的人，它是要訓練你覺察、理解自己如何和為何會這麼想、這麼感覺，並在過程中獲得一種健康的透視感。而這些是自然而然發生的。

三十天後，我非但持續睡前靜坐，也增加了晨間靜坐，不需要管靜坐有沒有好處，也不需要管黑暗還有多長，光明就在我們身上。

願你的生活總是規律

不管是不是同行，只要聽到我「又」出書了，總會驚訝地說「真有效率」，雖然我笑回「一年出一本還好吧」，但心裡真正的想法是，和過去擔任總編輯的工作量相比，大概只有十分之一。這不是誇張的說法，畢竟我也不用開會或跨部門溝通，經過以前工作量鍛鍊的心智肌肉，一年寫一本書的工作量算不上什麼效率。

當然規律的作息很有幫助。說說我一天怎麼過。醒來不管幾點，就穿上運動鞋出門跑步，只要沒下雨的天氣，幾乎都跑，所以霸王級寒流來襲也跑，但下雨天就會很開心地不跑。大概跑三十分鐘，速度快就跑遠一點、速度慢就跑短一點，然後在公園練三十分鐘的瑜伽呼吸法。

回家後，運動完通常不太餓，就會馬上上桌，坐在書桌前開始寫稿。進入工作狀態，我就開始用「番茄鐘工作法」了，每二十五分鐘會休息一次，站起來動一動，畢竟我一直在寫「久坐病要人命」。肚子一餓就吃早餐，吃完之後繼續用番茄鐘工作，通常再兩、三輪吧，就需要熱身、換裝，思考調整一下教學序列，就出門教瑜伽去。

晚上若有課，會背筆記型電腦出門，在空檔間會在咖啡廳繼續寫稿，大概以下午四點為中界點，會進行兩輪番茄鐘，四點中界也是要站起來走一走、玩耍一下。如果沒課，在家也使用番茄鐘，大概進行到傍晚，會去健身房運動或又去公園跑一跑。出門前會先按下電鍋，回來炒個菜，迅速可以吃晚餐，晚上沒課的日子，幾乎在家吃飯。

晚上就純然休息了，在網路上亂逛，但固定會追的是YouTube上日本經濟評論家勝間和代與精神科醫師樺澤紫苑的頻道，每則都很短，又很方法論，順便練日文聽力。英文也會練，練跟讀法（shadowing），但就是五分鐘，也持續了兩百多天了。

但疫情一升溫，萬事萬物彷彿按下暫停鍵，不能出門慢跑了，也不用出門教瑜伽了，原本我假日不太賴床，宣布升到三級的那個週末，我睜眼躺在床上，因為知道接下來時間很多，還可能多到溢出來。

還沒建立新的規律前，就已經被焦慮綁架。疫情三級兩週再延長兩週，沒有盡頭的兩週，雖然經濟未必馬上陷入困境，但不確定、不安佔據心頭，有時候起床時心頭還會慌慌的。

突然想到，可不可能在解封出關時，能完成某些以前想做但沒做的事，例如靜坐；也想到，沒事就運動，也就訂了一週三～四次線上運動課程，無形中又建立了某種規律。

早上起床後，略微伸展後，開始靜坐；靜坐完，先坐在書桌前寫一輪番茄鐘；肚子餓了才吃早餐；吃完早餐後，又回到書桌前。線上的瑜伽教學開始，也需要熱身，複習動作序列，沒課的時候就上別的老師的線上課，基本上又回到規律，只是不需要交通時間。

有些人都會說，你好自律，或意志力很強，那兩者我都沒有。我只是覺得這樣過日子比較好，體力比較好、心情比較好、吃得比較好、睡得比較好，工作也比較不會形成壓力，專欄也可以順順地交，這樣的日子比較好命。

南加州大學西城癌症中心（USC Westside Cancer Center）暨應用分子醫學中心的主任阿格斯（David B. Agus）在《無病時代：終結盲目醫療、無效保健，拒絕在病痛中後悔！》指出，身體喜歡可預測性，缺乏規律是造成壓力的最大元凶，所以就算面對罹癌的病人，他也會建議他們就算生病了，也別失去規律的作息。

雖然我們沒有生重病，但無論是誰，都可能面臨焦慮或混亂，透過井然有序的生活，來淡化混亂，藉由規律的每一天找回內心的安定。

一天一天規律地投入，人活得明亮開朗，我認為規律是你可以送給自己的禮物，而且我們可以成為能送自己禮物的人。

Chaperter 8

—

閱讀六個人生，幫你找到自己

痛失愛女的心理學家：一個問句幫你走過心最苦的時候

「你曾經過失去摯愛，或經歷過慘痛的離婚、伴侶出軌，意外、天災，霸凌、裁員、流產、不孕，或你所愛的人正在精神疾病、失智或自殺傾向中掙扎嗎？」如果你是，請站起來或舉手。這是紐西蘭心理學家荷妮（Lucy Hone）在TED演講的起頭。

荷妮是美國賓州大學正向心理學碩士，專長是心理韌性，畢業後她回到家鄉紐西蘭開始博士研究。

二〇一一年紐西蘭發生六．三級大地震，造成上百人死亡、數千座房屋倒塌，她立刻發揮專業，和政府、社區、企業等合作，幫助人們度過創傷，荷妮說「這是她的天命」，從中也獲取許多經驗，她認為，她已經是心理韌性專家了。

她錯了。

兩年後，一個假日檢驗來臨。她、十二歲女兒和好友，以及好友的媽媽，兩個家庭一起出遊，被一個酒駕的外國旅客撞上，車上三人當場死亡，荷妮被拋出車外，從此荷妮有個新的身分：悲傷的母親。

突然間，她要聽取專家的意見，那個過去她常做的角色，但她發現，她一點都不喜歡專家所說的。例如，專家告訴荷妮，女兒去世後，她和先生可能經歷家庭失和，有可能離婚；她也是精神疾病的高危險群，荷妮記得當時心裡想的是「真謝謝你喔」。

專家給荷妮的衛教單張寫著，悲傷會經歷生氣、談判、拒絕、沮喪、接受等五個階段，而且悲傷可能會長達五年。她知道這些資訊都是好意，但這些建議只讓她更感覺自己是受害者，沒有力量去面對傷痛。

「我不需要別人告訴我壞消息，我已經知道那有多恐怖。我需要希望，幫助我走過傷心、痛苦和期盼，我需要一個主動的角色，」荷妮在TED上說。

荷妮決定以自身經驗建立實際有用的建議，經過五年研究，她找出能從逆境中站起的策略，其中這三個策略，荷妮覺得對她最有用。

1 痛苦是人生的一部分

這並不表示有心理韌性的人歡迎苦難，而是當這樣艱苦的時刻來臨，他們似乎知道，自己不是世界上唯一一個。

當荷妮女兒去世時，她會想「為什麼是我」？或「為什麼不是我」？就像世界上其他的人遇到噩耗一樣，但是否從此陷入深淵則看自己。

我們活在一個展現完美的時代，如在 Instagram 上閃亮、美麗的照片，但真正的悲劇讓我們知道人生不完美，才是真實。

2 轉移注意力

荷妮發現，有心理韌性的人有個習慣，他們會專注於自己可以改變的，並學習接受自己所不能改變的，這是一個可以學習的技巧。

生而為人，為了生存，我們擅長面對威脅和軟弱，當我們還是山頂洞人的時候，我們就會忽視美麗的彩虹，專心面對老虎。

但活在現代，「老虎」來自四面八方，如不合理的截稿日、難搞的同事、成堆的帳單，一直到和你搶停車位的陌生人，「老虎」在我們的大腦裡出現一整天，壓力反應一直被喚醒。

有心理韌性的人會轉換視角，看到好的一面。荷妮被懷疑和痛苦淹沒時，她會想「你不能被這種感覺吞噬，你還有那麼多活著的理由，不要聚焦在失去的，反而失去擁有的」。

在心理學，這叫找到正向意義（benefit-finding）。例如在這件悲劇中，她想找出是否有值得感恩的事。例如至少她女兒沒有經過漫長痛苦的疾病，走得很快、沒有受太多苦；荷妮一家還有親友們的支持，幫助他們經歷這苦難，而且還有兩個可愛的男孩需要他們。

荷妮建議，當你經歷任何艱難時刻，提醒自己感恩。例如在她家廚房就貼上粉紅色的海報，上面寫「接受好事（Accept the Good）」。

3 問自己，這是在幫我還是在害我？

這個有力量的問句常使用在許多治療，當荷妮經歷愛女去世時，她也不斷地自問。

例如，「我是否應該去審判現場看肇事者」？荷妮問自己「這是幫我還是害我」？後來她決定不去。

每天晚上她總是拿出女兒的照片，愈看愈傷心，「這是幫我還是害我？」她發現，睡前拿出女兒的照片，反而是對自己不慈悲，她決定收起照片，好好睡個覺。

這個問句可以應用到許多情況，如爭取升遷、想要考試及格、從疾病復原，你都可以回頭檢視自己的想法和做法，是幫你還是害你？而這個問句也是荷妮得到最多迴響的韌性策略，你可以問自己，是否要再喝一杯酒？是否還要滑手機一小時？是否要和家人一直吵老問題？你只是重新拿回決定權。

我們每個人都有那樣的時刻，彷彿永遠都不可能走出來，為了自己，也為了愛你的人，幫助自己、善待自己，給自己力量。

當然我們不可能假裝這些策略就能幫我們度過所有痛苦，但荷妮說這些方法幫助她度過最近五年，希望也能幫助你走過心最苦的時候。

癌症存活者的忠告：別再當濫好人放自己一馬

「我的老師說有重大疾病的人身上有股味道，」台北醫學大學公共衛生系教授韓柏檉已過世的妻子張幼香在他們合著的《排毒舒食盛宴》中，回憶韓柏檉罹癌的過程。

發現癌症前八個月，韓柏檉在課堂上突然腰痛疼得站不起來，隔年除夕回老家過年，韓柏檉又發作，全身弓如蝦米，痛到跪在床墊上直冒冷汗。學病理檢驗的張幼香才想起，韓柏檉衣服上總有一股味道，混合菸味、蒜頭味和酸味，她一直想找出味道從何而來，後來打開牙醫師給消炎藥後發現，「就是這味道」，韓柏檉才向她坦承自己一直吃消炎藥忍著。

韓柏檉二〇〇八年發現肝腫瘤，開完刀出院三個月後，又發現轉移到肺，「肺臟布滿密密麻麻的小芝麻，」韓柏檉形容，開始服用標靶藥、化療、放療；二〇一二年復發，又再度切除肝腫瘤，超過十個年頭，韓柏檉依舊健康，還樂於分享，二〇一九年他將抗癌歷程整理出版了《降癌十八掌：抗衰逆齡也可以》。

為什麼有些人罹癌後無法痊癒，有些人卻能和癌症奮戰後，凱旋而歸？

一開始罹癌，韓柏檉聽從醫師的，醫師怎麼說就怎麼做，和醫療團隊充分配合，但治療結束後，他認為，存活的關鍵，一是不要讓癌細胞增生，二是要想辦法讓營養供應充分，使正常細胞發揮原來應有的功能與機制，氣血循環暢通無阻。

要維持這兩個存活關鍵，是離開醫院後的巨大挑戰。罹癌後，飲食習慣、生活作息、運動、人情壓力等習慣，甚至金錢觀都需要扭轉，「醫學上的治療有功效，但無法改變你，許多人都知道要改變，但做不到，」韓柏檉接觸許多癌友後發現。

「別當濫好人，放自己一馬，」這是韓柏檉第一個忠告。很多事情自己常認為非這樣不可，非那樣不可，心裡有很多框架與設限，也顧慮別人的想法，造成壓力，長期累積難以消除。日本稱慢性病為「生活習慣病」，韓柏檉認為也是「社會責任病」，如果不把這些責任背在肩上，也許可以少點疾病。

甚至罹癌了，自己知道應該改變，但資訊來源多，也有來自各方的意見，癌症病人本身容易患得患失、三心二意，「陷在進退維谷的狀態是最傷的，」韓柏檉在書裡寫道。

況且復發的陰影是生活中的一根隱形的針，每逢追蹤依舊不安，而且一有風吹草動心裡就七上八下，許多患者不是被癌症打敗，而是被罹癌的壓力壓垮，最後被癌症吞噬。

放下一切去改變，才有可能提高健康勝算。不要想「為什麼是我」？不要想「我這麼努力了還復發」？不要為既成事實懊悔，放下不安，將精神穩定。一旦放下了，自律神經才能平衡，免疫系統才能發揮到最佳狀態。

韓柏檉第二個忠告是，要日復一日保護自己的健康。將生病的體質調整成趨向健康的體質，也就是除舊斷新，將身體舊有的汙穢排出，並阻斷新的毒素進入身體，一進一出達到潔淨平衡。

不過壞習慣如怪獸，沒有多久就回來，也會再度給癌細胞養分。要能日復一日實踐，需要大道至簡，簡單容易做，不需要花很多錢，也不需要尋覓祕方，簡單的事持續做就會看到效果，韓柏檉認為這是一種健康複利，「時間花在哪裡，健康就在哪裡」。

《降癌十八掌》分享他每日力行的十八種方法，如靜坐冥想呼吸、每天超過一公升的蔬果汁、至少兩餐是舒食（也就是色香味俱全的蔬食），以及每天晚上用溫涼水加粗鹽泡腳等；也分享了他一整天作息，從起床默唸佛號、按摩頭臉、耳朵，一直到睡前腹式呼吸、帶著感恩入睡等。

韓柏檉最後的忠告，無論是否罹癌都受用：照顧自己的身體是一種天職，猶如照顧自己的家庭、小孩，是一輩子都應該努力的目標。

重病一場的岸見一郎：接受自己是普通人後寫出《被討厭的勇氣》

四點，救護車鳴笛聲劃破黎明前的寂靜，岸見一郎被送往醫院急救。「你是心肌梗塞，十個人裡有兩個救不活，」醫師這樣說。

岸見一郎以阿德勒學派為基礎，寫出全球暢銷三百五十萬本的《被討厭的勇氣：自我啟發之父「阿德勒」的教導》，很難想像，岸見的人生曾經數度徬徨，四十歲才找到第一份正職的工作。

在他所著的《向阿德勒學習：為活得更好而工作》透露，每年到了就業季，就會接到父親的電話，問他「到底找到工作了沒」？他常覺得自己是「浪人」，沒有踏上人生正確的路，後來因為一場重病，發現人生沒有規劃的必要，承認自己是個普通人，反而終結了中年的徬徨，找到自己的價值。

心肌梗塞發病那年，岸見年僅五十一歲，在數所大學兼任講師，也開始寫書、翻譯。那年兒子剛上大學、女兒還在讀高中，雖然撿回一命，死亡的陰影如影隨行，天黑以後他就不敢入睡，怕一覺不醒，無法看到明天的太陽，每晚要靠吃安眠藥才能成眠。除了恐懼死亡，他還感到極大的絕望，怕自己失能了，失去了價值。

有一天，岸見突然想到，如果主角不是自己，而是自己的家人或好友，聽到消息急忙趕到醫院，只要看到家人、好友活著就感謝上蒼，「你的價值不等於生產力」，活著就是對他人有貢獻，接受自己，擁有身為普通人的勇氣，想通了這點，岸見才漸漸恢復平靜。

住院期間，醫師每天巡房，坐在床邊，和岸見聊聊哲學、音樂，許多護理師得知岸見從事心理諮商，在休假時來病房找他免費諮商。後來他發現，即使病倒在床，依舊能對人有貢獻。

「就算無法見到明天的太陽，但今天還是能幫助人，可以好好過一天，今天還活著就是美好，」岸見寫道，「人生只需要做好眼前能力所及的事就好。」不久之後，岸見不再擔心未來，也終於可以不用藉由安眠藥安心入眠。

主治醫師看到在床上校稿的岸見說，「你一定要減少工作量，只有你自己才能決定『哪些工作要接、哪些要拒絕』，寫書就很好，因為書可以流傳下去，」醫師一方面暗示岸見的病情不輕，另一方面也鼓勵岸見發揮所能。

出院後，岸見不再規劃人生，不只是因為他仍有部分心肌壞死，再也無法像一般人奮力工作，也可能無法長壽，而是一場大病讓他體悟到人生沒有規劃的必要，不要把現在當作未來的墊腳石，活在當下，將人生的焦點放在眼前能做到的事。

其實，研究所就學期間，岸見的母親中風病倒，他曾經放下學業休學三個月，是他人生第一個轉彎，因此放棄學者之夢。

母親生病前，岸見每天都在準備專題研究和口頭報告，主修哲學的他，為走向學者之路而努力。但凝視著躺在病床上的母親，日夜思考像母親這樣昏迷不醒的人也有生存的意義嗎？也有存在的價值嗎？在母親病床邊這三個月，他也發現自己不適合框架，其實並不適合當學者，但也想不出學者以外的出路。

母親去世後，他重返校園，經朋友介紹接觸到「阿德勒思想」喜出望外，和自己在母親病床邊所思所想不謀而合，一翻開書就欲罷不能，深信阿德勒就是他尋找已久的思想家，岸見不再以學者為目標，從三十三歲開始，寫書、演講幫助別人理解阿德勒心理學。大病一場的七年後，他才寫出《被討厭的勇氣》，之後掀起亞洲的阿德勒風潮。

岸見六十歲參加高中同學會，同學們已經感嘆人生來到最終階段，聊著退休和年金，岸見因為照護父母、生病和在家照顧小孩，和同學們走了完全不同的路徑，現在反而是人生有史以來最勤奮的時刻。

不觀看過去、不在乎別人的眼光，一場大病，才讓岸見一郎擁有了當普通人的勇氣，不再規劃未來，才終究成為了真正的自己。

韓國影帝河正宇：走路是低潮的解藥

「請好好當演員就好。」

韓國影帝河正宇為了首度執導的電影《許三觀》，超乎常理地進行了五次分鏡，一般電影多是兩次左右，覺得已經努力到滴水不漏，也懇切地向上天祈禱，非但沒有叫好叫座，票房還慘敗收場。甚至還有人在《許三觀》的報導下留言「請好好當演員就好」。

為什麼大家不喜歡？不只是影帝，平凡如你我，也曾經萬分努力，能做的都做了，成績卻不理想，而在暗夜裡自問自答。

雖然河正宇是讓數千萬人走入戲院的三屆韓國影帝，也是《與神同行》、《恐怖直播》、《下女的誘惑》等片的票房擔綱，低潮卻時常上門。

他說，因為演員這行業，精神免疫力容易薄弱。演員時時刻刻接受眾人評價，當自信消磨，又有外在刺激時，便會動搖心智，毫無理由地不安，甚至連平常能做的事都變得困難。

河正宇說，要熟悉低潮。

他年輕時當話劇演員的經歷對他很有幫助。因為演出話劇時，出錯了、憂鬱、低潮了，無論發生什麼事，隔天一定還是要戰勝個人的理由，站上舞台演出，反覆經歷這些過程，往後在歷經低潮掙扎時，減少掙扎的時間，儘速振作往下一個階段前進。

但如同定錨般幫助河正宇的，是走路。無論發生多麼令人頭痛的意外，或是煩惱和憂慮愈滾愈大，他都不放棄走路。

一天三萬步卻是他的日常，走路到經紀公司、走路去拍戲、走路去機場，甚至河正宇在韓國演藝圈還有「走路教主」的稱號。

看看他一天的日常。早上起床一定在跑步機上走一走當暖身，這一走就接近一萬步了。一定吃早餐。沒有突發就走路到工作室或電影公司上班，一天三萬步，偶爾十萬步。

為了能積累三萬步，他和自組的走路會成員們不坐著看電視，甚至原地跑跳，禁止搭手扶梯、電梯，光是日常積累的步數，就達五千步。

一般人對藝術家、演藝圈的印象，是酒精、藥物成癮，毫無節制地揮霍、脫序、情緒劇烈起伏，用生命創作出曠世巨作。

當大家知道身兼演員、導演與畫家身分的河正宇竟然過著「正常人」的生活，無不感到意外，甚至有人當面兜著圈提出疑問。

但河正宇斬釘截鐵地說，好的作品來自能好好生活的人，並非摧毀自己的人生才能創作出好作品。

「對自己身體與生命有害的東西，往往不會對作品有益。不當的衝動，絕不會成為藝術家的燃料，生而為人也好，當個藝術家也好，應該透過無止境的創作，一步步過著日漸前進的生活，」他在《走路的人，河正宇》中寫道。

河正宇正是透過走路，維持身心強壯。當陷入泥淖，應該讓身體適應、配合規律的例行公事，而非將自己託付給善變的情緒。

因為他要一直演戲、製作電影、畫畫，有時候，能完成超乎期待的作品，也有些時候，也會遇到對自己失望透頂的結果；但重要的是，不要患得患失，成為能持續創作的人。

有人說，河正宇是有人約就能從江南走到麻浦的人（搭地鐵就要五十分鐘），他怎能理解我們這種不想動的人的感受？

河正宇說，我怎麼會不懂呢？

他也曾睜開眼，身體如同千金重，只想窩在被窩裡動也不動，而且這樣的日子不止一天，而是一天再一天。

在演技受到肯定前，河正宇也曾長達四年沒有戲拍，接不到通告，醒來沒有事做，更殘酷的是，不知道這樣的日子何時會結束。

這時候，除了固定去健身房健身外，他唯一的教條，既然沒有特別的事，與其癱在那裡，不如走路。

起身，雙腳邁開一步，只要一步就好，這時候和那些煩惱藉口相比，會發現渴望前行的力量更大，邊走邊振作，總有一天會被選上走上舞台。

回到當導演這件事上，「請好好當演員就好」這樣的評論，的確傷人，但河正宇事後想想，自己作為演員，看似順利，但也是經過十年才逐漸展露光芒，而導演這行，他才蹣跚起步。

與其患得患失、戰戰兢兢，還不如踏踏實實，一步一步往下走，就像走路一樣，因為身體和作品一樣不會「賴皮」。

地震倖存者：頓悟《少物好生活》的整理術

客廳茶几上有隨手放的杯子、隱形眼鏡藥水、用完還沒回收的乾電池；餐桌上堆滿水果、泡麵、餅乾、免洗筷……衣櫃不夠放，又買了一個塑膠的收納箱，後來收納箱還是不夠放，衣服就堆在收納箱上；如果客人要來，前一天一定緊急打掃……

這樣的家許多人應該很熟悉，不覺得這樣就是髒亂，而是日常，又不是樣品屋，直到三一一大地震徹底震醒了緩莉舞。

三一一大地震時，緩莉舞家裡劇烈搖晃，家具倒塌，家裡東西散落一地，失智的外婆差點被埋在一堆無價值的物品裡，好似這些東西比性命重要。

全家趕緊收拾東西要到附近小學避難，翻找要帶去避難所的食物，發現家裡有義大利麵卻沒有醬汁，有罐頭卻找不到開罐器，找到卡式瓦斯爐，卻找不到瓦斯罐。家裡塞滿東西，需要時卻完全派不上用場。

緩莉舞想，家裡有那麼多的東西，究竟有什麼意義？

回首緩莉舞第一次整理，也和死亡有關。

高中時她突如其來的一場失戀，男友沒有理由地提出分手，緩莉舞萬念俱灰想自殺。環顧自己房間，突然發現，如果警方來到她房間，髒亂到會以為外力侵入發生命案，實在太難堪，打算先整理「遺物」，沒想到整理過程中，心情爽快，尋死的念頭也拋開了。

死亡的邀請，讓人學會放手，所有的緊抓，最終都要消逝。捨去掙扎，捨去可有可無，回到單純的最初，生不帶來，死不帶去，空間原來也在教導我們放下這件事。

三一一地震後，老家拆除，把需要的東西運往新家，才發現，原來人真正需要的東西那麼少，不到原來的十分之一。

緩莉舞獨創，丟東西的K點，如果能突破K點，彷佛重生般快樂。

人總有因為各種因素無法丟的東西，如第一份薪水買的衣服、小孩送的母親節卡片、出國旅行買的工藝品等，但自己已經不需要或不喜歡了，但依舊無法放手，但有一天，謝謝它們在生命中的陪伴，感謝它們的貢獻，突破了K點，成就感難以言喻。

要突破K點，你必須經常整理，才能發現這些東西的可有可無。如果看到這東西經過一季、半年都還在原處，緩莉舞在所著的《少物好生活：捨棄無用之物，讓家成為真正抒壓的地方》中說，這時可以問自己：

我真的需要這東西嗎？

我真的喜歡這東西嗎？

有其他東西可取代嗎？

例如隔熱手套後來發現其實可以用抹布代替。各種用途的洗潔劑其實只需要蘇打粉和檸檬酸就夠了。

緌莉舞想，人生在世，如果要擁有東西，就全部換成自己喜歡的東西好了，只留下質感佳、設計優的物品。從她出版的《少物好生活》裡，連開罐器都是日本南部的鐵器，面紙盒也是三毛櫸製成，十分講究。

就算打開收納空間，也應該依舊整潔。

需要的東西盡可能減量，只保有最低限度的數量，這些少量的物品拆掉包裝，放在收納盒裡，視覺上就會整齊得多。例如她就將鐵鎚、螺絲起子等的小五金放在鐵盒裡；滾筒衛生紙也拆掉花花綠綠的包裝，放在收納盒。

別以為，緌莉舞家裡能少物是因為獨居，管好自己就好，其實外婆過世後，家裡有媽媽、丈夫和她三個大人，後來又生了一個寶寶，有了孩子之後，緌莉舞還出版了《如何在空無一物的家裡養小孩》（暫譯）。

緩莉舞的做法是，取得整理權，就是負責整理、打掃公共區域。並迅速決定每樣物品的固定空間，第三就是公共區域不能擺放私人物品，不過緩莉舞不過問每個人的私人空間。

不過正因為公共區域幾乎空無一物、井然有序，相較之下，自己管轄的私人空間就容易顯得凌亂，所以家人也開始整理自己的房間，媽媽的改變最大。

一開始，家人也抗議，家裡這樣空蕩蕩的，看起來好淒涼呀。不過，後來發現，要找指甲刀、除毛球機都馬上可得，不像過去需要翻箱倒櫃，也發現了家裡少物的輕鬆方便。

改變了居家環境，緩莉舞的人生竟也發生變化。

因為要過少物的生活，當然不能像以前那樣亂買，只能精挑細選自己真正喜歡又能長久使用的東西。看待物品的方式改變，金錢觀也因此改變，不是刻意省錢，卻也存下了錢。

原本是夜貓子的她，因為打掃，決定「好好過生活」，每天早起拉開窗簾，呼吸新鮮空氣，時間突然變得很多。

不過，家裡保持少物比想像中難，有時候東西莫名又多了起來。例如參加一個活動，拿到一些贈品；有時候去買真心需要的日用品，又遇到買一送一促銷，不得不兩樣都帶回家。

生活本來就充滿考驗，放手從來就不是容易的事。緩莉舞教我，緊抓著不放，不見得是你人生的最大利益，願意放手，是對自己慈悲的開始。

罹患帕金森氏症的精神科醫師：活在痛苦之間的每個間隙

金惠男心不在焉地上完一堂課，頭暈目眩不知道教了什麼。下課坐上計程車，她才在計程車上放聲大哭，因為上課前，她才被確診罹患帕金森氏症。

金惠男是南韓的精神科醫師，著有《什麼時候，你才要過自己的人生？：一位精神科醫師，從捆綁的呼吸中，找回自我》一書，她很清楚帕金森氏症這個疾病，不僅會發抖、肌肉萎縮、身體僵硬等神經退化症狀，也會伴隨憂鬱、失智、妄想等併發症，而且通常在發病後的十五～十七年間就會出現嚴重障礙，甚至死亡。

但她並沒有停留在原處埋怨，在病情惡化前，金惠男依舊持續看診、授課到最後，並寫下五本書，感動韓國一百二十萬讀者。

金惠男罹病那年才四十三歲，剛實現夢想開了私人診所，細心照顧病患、盡心侍奉公婆的她，兩個孩子也剛上國中、國小，上帝太荒唐了，「我到底做錯了什麼」？

她休診一個月。整天躺在床上，盯著天花板看，害怕面對一切，更是恨透人生。轉念就在瞬間，有一天，她突然有個念頭：「妳到底在做什麼？現在不是好好的，竟然因為操心『未來』，毀掉自己的『現在』。」因為現在的身體狀況，雖然疲倦時右腳有點無力、寫字有點困難，但日常生活、看診都沒問題，為什麼要躺在這？她選擇起身，之後度過一天又一天，走過十五個年頭。

接受是心靈的第一根支柱。儘管如此，還是有許多難熬的時刻。在她《什麼時候，你才要過自己的人生？》裡描述，某晚她起床上廁所，突然身體一傾，雙腳完全無法使喚，近在咫尺的廁所卻永遠到不了，她汗涔涔地拖著自己的腳，發現腳開始可以動了，左腳、右腳……一步步不知不覺到了廁所。平常兩秒鐘可以到的地方，卻花了五分鐘。

但她學會專注。因為只要踏出去，就會到達目的地。與其抱怨終點太遠，還不如專注眼前的步伐，一步步往前爬。不必堅持走最快，只要勇敢踏出去，就沒什麼好怕的。

她也學會，等待是一種希望，人生總有間隙。

二〇一四年，她的病情惡化，連翻身都需要別人幫忙，她停止看診，專心治療。但在病痛與病痛間，總有比較緩解的時候，金惠男就運動、做家事、散步、寫散文、和朋友談天說地等，做一切想做的事。雖然有時候也會更糟，但也許明天就不一樣，因為她知道，痛和不痛之間，「總有不痛的時候」。

面對病情，回首人生，她最後悔的就是，把人生當作追求滿分的作業，只被責任追著跑。

沒有運用自己與生俱來的天賦，享受工作，反而害怕在工作上輸給別人；也沒有享受生養小孩的喜悅，只是害怕自己成為不及格的母親，常責罵、訓斥小孩。

「如果我願意享受人生，應該在準備晚餐前，擁抱小孩；如果我願意享受人生，應該在上班途中多看天空一眼，」她在書裡寫到。

從被綑綁的呼吸中，金惠男學會活著，不再被責任感、罪惡感填滿，在每個間隙活出自己。

活好，並不是終極目標

我很榮幸受邀參加一個大型論壇活動，帶領全場來賓做瑜伽伸展抒壓。活動前，主辦單位要拍形象照。瑜伽老師能有什麼形象呢？因為攝影記者是熟人，我就隨意擺了幾個瑜伽姿勢供拍攝。

之後看到照片時，手臂的二頭、三角肌飽滿，小腹平坦、大腿粗壯，我都要笑自己壯得像牛。

我從來沒有打算過這樣的人生，或變成這樣的人，鍛鍊得精實並不在我的計畫內。

活好的目標不是棒式能撐幾秒，也不是能在臉書秀出馬甲線，更不是在和誰較量誰比較自律、誰能更早起。有時候，在社交媒體上的串流會給人這樣的印象，但其實活好只為了你的身體、你的靈魂、你的心、你的人生，你知道這樣過日子比較好，你比較喜悅平靜而已。而這些對你有效的方法，不見得適合每個人，每個人都可以找出讓自己活好的方式。

規律運動、吃得均衡、用心花錢、居家清簡……會讓人以為活好就是唯一的目標，但我們每天清晨起床繫上跑鞋的鞋帶出門跑步，睡前必定乖乖地靜坐二十分鐘，不是為了身心康泰而已，而是當我們把自己照顧好，有一天，我們能伸出援手、互相幫助，和別人並肩同行。

達賴喇嘛在《新千禧年的心靈革命》指出，想在走到人生盡頭時，不至於悔恨交加，最好的方法，莫過於在當下學會對自己負責、對別人有同情心。

活好已經幫助我們對自己負責，並建立生命品質，進一步我們能對別人有同情心。

因為我們處在最孤獨的時代。

疫情使我們必須拉開距離，減少人與人的連結。疫情期間許多行業都大受衝擊，附近的小吃店靜靜地貼出「頂讓」；疫情前常去寫作的咖啡廳為了省電，黑漆漆地開著，汗流浹背的小夫妻倆坐在裡面嘆氣。但在疫情來臨前，極端氣候、災難、經濟衝擊、立場對立就已經要小心翼翼，讓人喘不過氣。

而且，我們全天候上線，根據調查，我們每天檢查手機的次數不少於四十七次。這意味著每年我們點亮螢幕超過一萬七千次。我們渴望連結，卻又躲在螢幕後面。但痛苦的不是孤獨，而是孤立，是無助、無援、徬徨、一個人，不知道能向誰開口。

以前在鄉下，如果哪家出了事，鄰里會主動幫忙，有人幫忙看顧小孩，也有人會默默地做些菜送到那家裡。

我們活在這個孤獨的大城市，鄰居都只是點頭而已，叫什麼名字、做什麼行業都不知道，萬一你的求援被視為詐騙……

動起來讓我們活好並不難，無論你喜歡的運動是任何種類、形式或頻率，但是你也可以在社群裡用另一種形式「動起來」。

宣布疫情三級警戒當天下午四點，各家瑜伽會館臉書專頁紛紛貼出公告：暫停營業。一瞬間所有瑜伽老師開始放無薪假。一開始，瑜伽老師們還當作難得的假期，但三級不斷延長後，老師們開始愁眉苦臉，尋求出路。

去年瑜伽線上課已經在國外風行，是明確的出路，但許多人包括我對所需的科技陌生，以及多數人對於無法看到學生，無法調整學生的身體，心存疑慮，頓時陷入徬徨掙扎。

我想到，我能做的至少可以站在陽台上，往外看。

於是我聽了前《瑜伽期刊》（*Yoga Journal*）編輯菲瑞蒂（Andrea Ferretti）開設的 Podcast 節目並翻譯成中文，這集節目討論疫情中瑜伽教學與練習，對於面對鏡頭、師生關係、無法調整以及招生都有明確的指引。這集來賓是資深瑜伽老師匡戴爾（Jason Crandell），他教學超過二十年，曾被《瑜伽期刊》評為「形塑瑜伽未來的老師之一」，在節目最後他說「記得你是瑜伽社群的一分子，不管你是學生或老師，不管你在家練習或在任何地方，要記得你不是一個人」。

我把這份資料提供給認識的瑜伽老師們以及瑜伽社團。我說，「我知道這段時間大家經歷了什麼」，之後我又翻譯了其他討論線上行銷的 Podcast。

就像小時候交朋友一樣，這小小的付出讓我有歸屬感，雖然我只是瑜伽教學的菜鳥，但我還是瑜伽大家庭的一分子。

有時付出，有時獲得。讓我意外的是，當我線上課的收音出狀況，或搞不定申請網域，自己摸索大半天快崩潰，不好意思地詢問其他瑜伽老師時，卻得到溫暖的幫助，有人願意幫我監聽錄音狀況，也有人告訴我「什麼問題都可以問」。

我們不是排球、棒球或划船選手團結合作贏得比賽勝利，用汗濕的身體互相擁抱，但我們確實在一起，而且展現了我們最好的一面。

活好不只是提供短暫的滿足或驕傲，也激發滿足、驕傲更深層的意義，就是和更大的事物連結。

我希望當你闔上這本書時，能找到讓自己活好的方式，無論是站起來收拾茶几上的雜物，或是穿上球鞋出門跑步，把自己打造成堅毅、勇敢、強大的人。

我們不可能從此就能戰勝痛苦，也不代表從此沒有煩惱憂鬱，寫這本書也督促我自己，遇到困難的時候，同情自己也同情別人。

不為什麼，因為人生這樣的活法比較好，而且是讓自己和別人都活好。

參考書目

Ackerman, Diane (1991). *A Natural History of the Senses.* NY: Vintage.《感官之旅》（莊安祺譯），台北：時報文化出版。

Agus, David, M.D. (2012). *The End of Illness.* NY: Free Press.《無病時代：終結盲目醫療、無效保健，拒絕在病痛中後悔！》（陳婷君譯），台北：漫遊者文化。

Blanke, Gail (2009). *Throw Out Fifty Things: Clear the Clutter,* Find Your Life. NY: Grand Central Life & Style.《丟掉 50 樣東西，找回 100 分的人生》（林麗冠譯），台北：大是文化。

Boyes, Alice, Ph.D. (2015). *The Anxiety Toolkit: Strategies for Fine-Tuning Your Mind and Moving Past Your Stuck Points.* NY: Tarcherperigee.《與焦慮和解：克服過度完美主義、拖延症、害怕批評，從自我檢測中找回生活平衡的實用指南》（劉佳澐譯），台北：高寶出版。

Brown, C. Brene (2012). *Daring Greatly: How the Courage to Be Vulnerable Transforms the Way We Live, Love, Parent, and Lead.* NY: Avery Publishing Group.《脆弱的力量》（洪慧芳譯），台北：馬可孛羅。

Colonna, Jerry (2019). *Reboot: Leadership and the Art of Growing Up.* NY: Harper Business.《讓你的脆弱，成就你的強大：重整創業路上的情緒包袱，成為更堅韌的領導者》（溫力秦譯），台北：寶鼎出版。

Cuddy, Amy (2015).*Presence: Bringing Your Boldest Self to Your Biggest Challenges.* NY: Hachette Book Group.《姿勢決定你是誰：哈佛心理學家教你用身體語言把自卑變自信》（何玉美譯），台北：三采文化。

Duhigg, Charles (2012). *The Power of Habit: Why We Do What We Do in Life and Business.* NY: Random House Random House.《為什麼我們這樣生活，那樣工作？》，（鍾玉玨、許恬寧譯），台北：大塊文化。

Ferriss, Timothy (2017). *Tribe of Mentors: Short Life Advice from the Best in the World.* Boston: Houghton Mifflin.《人生給的答案：你的掙扎，他們都經歷過，世界最強當你最堅強的後盾》（金瑄桓譯），台北：天下雜誌。

Gallwey, W. Timothy (1997). *The Inner Game of Tennis: The Classic Guide to the Mental Side of Peak Performance.* NY: Random House Trade.《比賽，從心開始：如何建立自信、發揮潛力，學習任何技能的經典方法》（李靈芝譯），台北：經濟新潮社。

Goldberg, Natalie (2006). *Writing Down the Bones: Freeing the Writer Within.* NY: Random House Inc.《心靈寫作：創造你的異想世界》（韓良憶譯），台北：心靈工坊。

Graham, Linda (2018). *Resilience: Powerful Practices for Bouncing Back from Disappointment, Difficulty, and Even Disaster.* CA: New World Library.《心理韌性：重建挫折復原力的 132 個強效練習大全》（賴孟怡譯），台北：日出出版。

Haig, Matt (2018). *Notes on a Nervous Planet.* Edinburgh: Canongate Books.《我們住在焦慮星球》

（韓絜光譯），台北：天下雜誌。

Housel, Morgan (2020). *The Psychology of Money: Timeless Lessons on Wealth, Greed, and Happiness.* Petersfield: Harriman House.《致富心態：關於財富、貪婪與幸福的 20 堂理財課》（周玉文譯），台北：天下文化。

Jay, Francine (2016). *The Joy of Less: A Minimalist Guide to Declutter, Organize, and Simplify.* San Francisco: Chronicle Books.《簡樸生活的實踐：從丟東西開始的豐富人生》（陳正芬譯），台北：如果出版。

Kaplan, Janice and Barnaby Marsh (2018). *How Luck Happens: Using the Science of Luck to Transform Work, Love, and Life.* NY: Dutton.《幸運的科學：為什麼有些人的運氣總是特別好？普林斯敦高等研究院「運氣實驗室」為你解開「幸運」的秘密》（林靜華譯），台北：平安文化。

McGonigal, Kelly (2016). タンフォードの心理学講義　人生がうまくいくシンプルなルール，東京：日経ＢＰ社。《史丹佛大學心理學講義，人生順利的簡單法則》（高宜汝譯），台北：先覺出版。

McGonigal, Kelly (2019). *The Joy of Movement: How Exercise Helps Us Find Happiness, Hope, Connection, and Courage.* NY: Avery Publishing Group.《史丹佛大學的情緒修復運動課：重塑大腦，自動產生內源大麻、腦內啡，徹底解放壓力、人際焦慮和孤獨感》（劉奕吟譯），台北：方言文化。

Naish, John (2008). *Enough.* London: Hodder and Stoughton.《剛剛好，的生活：找到自己的平衡點，不過累也不嫌少，離美好最近》（許美鸞、黃孝如譯），台北：方言文化。

Odell, Jenny (2020). *How to Do Nothing: Resisting the Attention Economy.* Brooklyn: Melville House Publishing.《如何「無所事事」：一種對注意力經濟的抵抗》（洪世民譯），台北：經濟新潮社。

Orloff, Judith (2014). *The Ecstasy of Surrender: 12 Surprising Ways Letting Go Can Empower Your Life.* NY: Harmony Books.《臣服的力量：收回錯用的抵抗，擺脫依賴、執著、太努力的不安，享受生命流動的圓滿》（顧淑馨譯），台北：天下雜誌。

Pfeffer, Jefffery (2018). *Dying for a Paycheck: How Modern Management Harms Employee Health and Company Performance—and What We Can Do About It.* NY: Harper Business.

Planck, Nina (2016). *Real Food: What to Eat and Why.* NY: Bloomsbury USA.《真食物聖經：回到食品工業前的健康智慧》（張家綺譯），台北：行人文化實驗室。

Puddicombe, Andy (2016). *The Headspace Guide to Meditation and Mindfulness: How Mindfulness Can Change Your Life in Ten Minutes a Day.* NY: St. Martin's Griffin.《Headspace 冥想正念手冊》（李芳齡譯），新北：星出版。

Robin, Vicki, and Joe Dominguez (2018). *Your Money or Your Life: 9 Steps to Transforming Your Relationship with Money and Achieving Financial Independence: Fully Revised and Updated for 2018.* NY: Penguin Books.《跟錢好好相處：幸福的關鍵，是找到金錢與人生的平衡點》（王之杰譯），台北：商業周刊。

Rubin, Gretchen (2019). *Outer Order, Inner Calm: Declutter & Organize to Make More Room for Happiness.* NY: Harmony.《這樣開始也不錯，擺脫束縛的一年》（周宜芳譯），台北：親子天下。

Stanley, Thomas J. and William D. Danko (2015). *The Millionaire Next Door.* Createspace Independent Pub.《原來有錢人都這麼做：效法有錢人的理財術，學習富人的致富之道》（凌瑋譯），台北：久石文化。

Stulberg, Brad and Steve Magness (2017). *Performance: Elevate Your Game, Avoid Burnout, and Thrive With the New Science of Success.* NY: Rodale Books.《一流的人如何保持顛峰》（洪慧芳譯），台北：天下雜誌。

van der Kolk, Bessel A., M.D. (2015). *The Body Keeps the Score : Brain, Mind, and Body in the Healing of Trauma.* NY: Penguin Books.《心靈的傷，身體會記住》（劉思潔譯），新北：大家出版。

Vivek, Murthy H.(2020). *Together: The Healing Power of Human Connection in a Sometimes Lonely World.* NY: HarperCollins《當我們一起：疏離的時代，愛與連結是弭平傷痕、終結孤獨的最強大復原力量》（廖建容譯），台北：天下雜誌。

White, Dana K. (2016). *How to Manage Your Home Without Losing Your Mind: Dealing With Your House's Dirty Little Secrets.* Edinburgh: Thomas Nelson.《懶惰主婦持家術：拯救主婦心靈，看見整潔新希望的 29 個家務事真理》（吳品儒譯），台北：三采出版。

ショコラ（2019），58 歳から日々を大切に小さく暮らす，東京：すばる舎。《剛剛好的半獨居生活：與自己相處，珍惜具體而微的美好事物》（駱香雅譯），台北：天下生活。

やましたひでこ（2009），断捨離，東京：マガジンハウス。《斷捨離：斷絕不需要的東西，捨棄多餘的廢物，脫離對物品的執著，改變 30 萬人的史上最強人生整理術！》（羊恩媺譯），台北：平安文化。

ゆるりまい（2013），なんにもない部屋の暮らしかたーシンプルに生きる 7 つの工夫，東京：ＫＡＤＯＫＡＷＡ。《親愛的，我把坪數變大了》（楊家昌譯），台北：流行風出版。

ゆるりまい（2013），わたしのウチには、なんにもない，東京：エンターブレイン。《少物好生活：捨棄無用之物，讓家成為真正抒壓的地方》（游韻馨譯），台北：遠流出版。

ゆるりまい（2016），なんにもない部屋で赤ちゃんを育ててみれば，東京：ＫＡＤＯＫＡＷＡ。

久賀谷亮（2016），世界のエリートがやっている最高の休息法　脳科学 × 瞑想で集中力が高まる，東京：ダイヤモンド社。《最高休息法：腦科學 × 正念，全世界的菁英們都是這樣消除大腦的疲勞！》（陳亦苓譯），台北：悅知文化。

久賀谷亮（2019），疲労回復最強の教科書 ロスの精神科医が教える科学的に正しい，東京：ＳＢクリエイティブ。《腦力回復：四步驟 R.E.S.T.，44 種正念療法 × 大腦科學消除腦疲勞，幫助你適應數位社會，擺脫大腦超載、慢性過勞的科技衝擊》（邱心柔譯），新北：楓葉社文化。

小野十傳（2006），幸運と不運の法則 成功をつかむための「運命学」，東京：PHP 研究所。《幸運與不幸運的法則：掌握幸運的 51 個法則》（許曉平譯），台北：天下雜誌。

山田知生（2018），史スタンフォード式疲れない体，東京：サンマーク出版。

中野 · 詹姆士 · 修一（2013），下半身に筋肉をつけると「太らない」「疲れない」，東京：大和書房。《下半身，決定你的下半生：每天 10 分鐘微健身，練好下半身，馬上變瘦、變美、變年輕！》（劉愛夌譯），台北：平安文化。

沖幸子（2016），50 過ぎたら、ものは引き算、心は足し算，東京：祥伝社。《德國流物質減法，心靈加法整理術：每天只要五分鐘，環境清爽簡單，人生輕盈沒負擔！》（游韻馨譯），台北：時報文化出版。

岸見一郎、古賀史健（2013），嫌われる勇気：自己啓発の源流「アドラー」の教え，東京：ダイヤモンド社。《被討厭的勇氣：自我啟發之父「阿德勒」的教導》（葉小燕譯），台北；究竟出版。

岸見一郎（2016），アドラーに学ぶよく生きるために働くということ，東京：ベストセラーズ。《向阿德勒學習：為活得更好而工作》（陳聖怡譯），新北：楓書坊。

近藤麻理恵（2011），人生がときめく片づけの魔法，東京：ンマーク出版。《怦然心動的人生整理魔法》（陳光棻譯），台北：方智出版。

梶本修身（2017），隠れ疲労：休んでも取れないグッタリ感の正体，東京：昭日新聞出版。。

葛西紀明（2017），４０歳を過ぎて最高の成果を出せる「疲れない体」と「折れない心」のつくり方，東京：東洋経済新報社。《40 歲起，保持最佳狀態：打造不疲累的身體和不屈服的心》（呂雅昕譯），台北：如何出版。

裴英洙（2016），一流の睡眠——「MBA× コンサルタント」の医師が教える快眠戦略，東京：ダイヤモンド社。《最好的睡眠：身兼三職名醫教你讓大腦徹底休息，快速熟睡的 32 項高效睡眠術》（邱香凝譯），台北：商周出版。

河正宇（2018），걷는 사람 , 하정우，파주시：문학동네。《走路的人，河正宇》（王品涵譯），台北：新經典文化。

朴勝晤、洪昇完（2016），위대한 멈춤：삶을 바꿀 자유의 시간，파주시：열린책들。《慢轉的力量：9 種蓄積能量模式，與 18 位名人的生命故事》（尹嘉玄譯），台北：木馬文化。

金惠男（2016），오늘 내가 사는 게 재미있는 이유，서울：갤리온。《什麼時候，你才要過自己的人生？：一位精神科醫師，從捆綁的呼吸中，找回自我》（蔡佩君譯），台北：商周出版。

Phyllis（2012），《零雜物：讓生活輕盈，讓心更自由》，台北：方智出版。

吳繼文（2021），《如佛一樣的生活：道元法師與曹洞禪風》，台北：正好文化。

楊定一（2012），《真原醫：21 世紀最完整的預防醫學》，台北：天下文化。

楊定一、楊元寧（2014），《靜坐的科學、醫學與心靈之旅：21 世紀最實用的身心轉化指南》，台北：天下文化。

達賴喇嘛（2000），《新千禧年的心靈革命》，台北：雙月書屋。

達賴喇嘛（2005），《工作更快樂，達賴喇嘛的人生智慧 3》（朱衣譯），台北：時報出版。

寬寬（2020），《人生半熟：30 歲後，我逐漸明白的一些事》，台北：遠流出版。

韓柏檉、張幼香（2012），《排毒舒食盛宴》，台北：天下生活。

韓柏檉（2019），《降癌 18 掌：抗衰逆齡也可以》，台中：白象文化。

Lohas 01

活好

每個人都可以找到
和自己呼吸合拍的生活

作　　者　黃惠如
裝幀設計　犬良品牌設計
編　　輯　簡淑媛
校　　稿　林芝
攝　　影　蕭希如
行銷企劃　吉兒、黃禹舜
營業專員　蔡易書
總 編 輯　賀郁文

出版發行　重版文化整合事業股份有限公司
臉書專頁　www.facebook.com/readdpublishing
連絡信箱　service@readdpublishing.com

總 經 銷　聯合發行股份有限公司
地　　址　新北市新店區寶橋路 235 巷 6 弄 6 號 2 樓
電　　話　(02)2917-8022
傳　　真　(02)2915-6275

法律顧問　李柏洋
印　　製　凱林印刷股份有限公司
裝　　訂　智盛裝訂股份有限公司

一版一刷　2022 年 01 月
定　　價　新台幣 370 元

國家圖書館出版品預行編目（CIP）資料

活好 : 每個人都可以找到和自己呼吸合拍的生活 / 黃惠如作 . -- 一版 . -- [臺北市] : 重版文化整合事業股份有限公司 , 2022.01

面；　公分 . -- (Lohas ; 1)
ISBN 978-626-95485-2-1(平裝)

1. 健康法 2. 生活指導

411.1　　110021330